ullstein

Luca ist eine Frau mit einem Körper – und damit geht das Drama schon los. Weil ihr Körper größer ist als der von anderen, scheint jeder einen Rat zu haben, wie man das ändern könnte. Luca will aber gar nichts ändern, sie findet sich gut so, wie sie ist. Doch dann trifft sie Noël und muss sich fragen, ob sie wirklich so unabhängig von der Meinung anderer ist. Und wie es um ihre eigenen Vorurteile steht ...

NINA DIAS ist freischaffende Autorin mit gelegentlichen Ausflügen in Podcasts und Werbetexte. Sie mag Filme aus der ZDF-Mediathek, Kneipenabende und Zeit zum Kuscheln mit ihrem Hund. Bodyshaming und Vorschriften darüber, wie man richtig zu leben hat, lehnt sie ab. Nina Dias lebt in Hamburg, wo sie regelmäßig um die Alster joggt, um den Kopf freizubekommen. Freiwillig.

NINA DIAS

Run For Love

Das mit der Liebe? Läuft.

Ullstein

Besuchen Sie uns im Internet:
www.ullstein.de

Wir verpflichten uns zu Nachhaltigkeit
- Papiere aus nachhaltiger Waldwirtschaft und anderen kontrollierten Quellen
- ullstein.de/nachhaltigkeit

MIX
Papier
FSC® C021394

Originalausgabe im Ullstein Taschenbuch
1. Auflage Dezember 2023

Umschlaggestaltung: Favoritbuero, München
Titelabbildung: © Anna Smolskaya/Shutterstock (Frau); © GoodStudio/Shutterstock (Gerät, Mann)
Gesetzt aus der Quadraat Pro powered by *pepyrus*
Druck und Bindearbeiten: ScandBook, Litauen
ISBN 978-3-548-06813-8

Run for Love – die Playlist

Alle Songs aus dem Buch gibt es hier. Luca kann die Playlist nur empfehlen, sie hört sie immer an Tagen, an denen sie es nicht so gut schafft, über Idealen und Normen zu stehen. Und immer dann, wenn sie laut singen und tanzen will.

I’m every woman.

PROLOG

»Noch einen?«, fragte der Barkeeper mit wissendem Grinsen. So was kam an einem Montagabend wohl öfter vor. Ich nickte und wandte mich auf dem Barhocker wieder meiner Freundin zu. Den Wochenstart mussten wohl einige Leute in Kreuzberg erst mal verkraften, die Apothekenbar war gut gefüllt, und wir hatten Glück gehabt, noch zwei Plätze an der Theke zu ergattern.

»Charles, wirklich, danke, dass du so spontan Zeit hattest. Es war die absolute Hölle, und ich musste da sofort raus!«

Mit *da* meinte ich das Date, das ich vor etwa dreißig Minuten fluchtartig verlassen hatte. Meine beste Freundin saß mir gegenüber und tat so, als wäre es keine große Sache, an einem Montagabend spontan von Prenzlauer Berg nach Kreuzberg zu fahren. Wenn man eigentlich schon in Jogginghosen auf dem Sofa lag.

»Ich finde es lustig, dass der verheulte Anruf einfach immer noch zieht als Ausrede«, lachte Charles.

»Zu meinem Glück. Ich hätte ungern mit ihm eine Diskussion darüber gestartet, warum ich mitten im Satz meine

Tasche schnappe und das Restaurant verlasse.« Ich seufzte. Der Barkeeper stellte einen weiteren Pisco Sour vor mir auf die Theke. Es hätte keinen passenderen Zeitpunkt dafür geben können. Ich nippte an dem Getränk und sprach kopfschüttelnd weiter: »Ich verstehe gar nicht, wie das passieren konnte, immerhin war das unser zweites Treffen. Bei unserem ersten Date war er so nett und aufmerksam, lustig und interessiert und engagiert.«

»Hatte er vielleicht einfach einen schlechten Tag?«, fragte Charles.

»Nee, Charles. Ich hab auch mal einen schlechten Tag. Aber selbst am beschissensten Tag aller Zeiten komme ich nicht auf die Idee, deine persönlich gemachten Erfahrungen als Unwahrheit abzutun.«

»Wie meinst du das?«

»Ich habe ihm erzählt, dass mir diese Woche ein Auftrag geplatzt ist.« Charles wusste natürlich genau, was ich damit meinte. Ich arbeitete als Freelancerin im Bereich Text und Konzept, und eine Agentur hatte mich angefragt für eine Kampagne, für eine neue Limonade von irgendeinem Star. Im Prinzip war alles schon in trockenen Tüchern, als mir am Abend vor unserem ersten Call mit dem Kunden abgesagt wurde. Per WhatsApp. Das war nicht nur für sich genommen eine unschöne Art, besonders traurig war dabei, dass ich mit dieser Agentur schon regelmäßig zusammengearbeitet hatte – und alle Seiten diese Zusammenarbeit als positiv bewertet hatten. Meine Bitte um eine Erklärung hatte mich immerhin eine Lektion fürs Leben gelehrt: Stelle nur Fragen, deren Antwort du auch wirklich wissen willst – oder verkraften kannst. Der Auftrag wurde einem Mann zugeteilt, mit dem sie noch nie zusammengearbeitet hatten, der dafür schon mal eine Kampagne für bekannte Namen erarbeitet hatte. Eine! Ich hatte das auch, mehrfach – nur eben nicht für berühmte Menschen, die noch einen Eistee oder ein Parfüm auf den Markt brachten, aber definitiv in vergleichbarer Größe für bekannte Brands. Der Faktor, dass sie mich sowohl persönlich kannten als auch meine Arbeitsweise, hatte in diesem Moment gar nichts mehr gezählt.

Dass sie ihm den Vorzug gaben, weil er ein Mann war und Männer auch heute noch als kompetenter und resilienter und fähiger angesehen wurden, war ein Gedanke, zu dem der Sprung dann nicht mehr unbedingt weit war. Diese Anekdote und meine weiterführenden Gedanken dazu hatte ich meinem Date erzählt. »Und weißt du, was seine Antwort war?«

Charles schüttelte mit erwartungsvollem Blick den Kopf.

»Dass das so nicht stimmt.«

Meine Freundin schaute verwirrt. »Dass was nicht stimmt?«

»Na, einfach *das*. Er hat nichts weiter gesagt, nichts weiter ausgeführt. Er sagte einfach nur: Das stimmt doch so nicht. Ich habe ihn dann gefragt, was er damit meint, und er sagte, dass der Typ halt besser sein müsste als ich. Ohne meine oder seine Arbeit zu kennen. *Halt besser sein müsste.*« Die letzten Worte sprach ich gedehnt aus und unterstrich jede einzelne Silbe mit angedeuteten Anführungszeichen in der Luft.

»Das ist nicht sein Ernst gewesen, oder?«

Ich ließ meine Arme sinken. »Leider doch. Als ich versucht habe, ihm zu erklären, warum seine Aussage gerade so total daneben war, ist er mir ins Wort gefallen und hat angefangen, von einem Film zu sprechen, der aktuell im Kino läuft und den er unbedingt sehen will.«

Charles schüttelte den Kopf. Ein Zeichen dafür, dass sie einfach nicht wusste, was sie sagen sollte.

»Weißt du – was mich so ärgert, ist, dass ich meine Wut in dem Moment runtergeschluckt habe, um ihm in Ruhe deutlich machen zu können, was an der ganzen Sache eben problematisch war. Und er fährt mir einfach übern Mund. Weil er keine Lust hatte, mir zuzuhören oder sich auch nur irgendwas von mir erzählen zu lassen.«

»Es ist wirklich gut, dass du mir direkt geschrieben hast. Dieses Date klingt nach einer absoluten Vollkatastrophe.«

Das sollte etwas heißen, denn Charles hatte ein Urvertrauen in das Gute im Menschen, wie ich es noch nie zuvor bei jemandem gesehen hatte. Ich nippte an meinem Glas und musterte meine Freundin. Das tat ich öfter, denn Charlotta Fredrickson war genau das, was man als objektiv schön bezeichnete. Sie war mit ihrer Körpergröße von knapp 1,70 Meter weder zu klein noch zu groß, sie war schlank, ihre langen Haare waren blond und leuchteten wie Weizenfelder im Sommer, und ihre Augen strahlten nicht nur in einem kräftigen Blau, sondern man sah ihnen auch an, dass Charles einfach ein guter Mensch war. Sie arbeitete als Lehrerin und schwärmte regelmäßig von ihren Schülerinnen und Schülern. (Welcher normale Mensch tat das?) Charles war immer nett, zuvorkommend und höflich auf eine ungezwungene

Art und Weise. Sie war lustig, aber niemals auf Kosten anderer (eine Fähigkeit, die ich wohl niemals erlernen würde). Wären wir nicht befreundet, fände ich sie vermutlich ätzend. Dafür war es jetzt aber zu spät, jetzt waren wir schon seit Jahren Freundinnen. Wir hatten uns an einem Samstagmittag in der Markthalle Neun in Kreuzberg kennengelernt. Auch damals hatte ich ein Date und Charles einfach Lust auf eine Portion Manti zum Frühstück. Ob der Platz noch frei sei, hatte Charles mich gefragt, in den Händen einen Pappteller, der unter dem gewaltigen Berg der kleinen türkischen Ravioli jeden Moment seinen Dienst zu verweigern drohte. Ich hatte an einem der kleinen Tische gesessen, die am Wochenende immer voll waren und somit jeden einzelnen Sitzplatz zu heiß begehrter Ware machten. Ich hatte wegen meiner Verabredung gezögert, doch mein Tinder Date hatte mich schon seit über zwanzig Minuten warten lassen. Es war der Moment gewesen, in dem ich entschieden hatte, dass Fred, 37 Jahre, 3 Kilometer entfernt und fließend sarkastisch sprechend, wohl nicht mehr auftauchen würde.

»Na klar«, hatte ich Charles geantwortet und symbolisch meinen Kaffeebecher etwas näher an mich gezogen. Charles hatte sich bedankt, sich gesetzt und zu essen begonnen. Nachdem sie ihren Teller halb geleert hatte, hatte sie aufgeschaut und gefragt: »Und warum bist du heute so angepisst?«

Ich hatte mich an meinem Kaffee verschluckt, so unvermittelt war diese Frage gekommen.

»Entschuldige, aber das war nicht zu übersehen. Falls es dir hilft: Mir geht es nicht anders heute. Max, das ist mein

Freund, wollte mich eigentlich begleiten. Es ist so etwas wie ein Ritual, das wir einmal im Monat machen. Ich komme extra aus Prenzlauer Berg dafür. Leider hat Max gestern aber ein paar Biere zu viel getrunken, sodass ich jetzt hier allein sitze. Und jetzt will ich wissen, wer dich versetzt hat.«

Ich musste lachen. Einerseits wegen Charles' unverblümter und direkter Art, andererseits wegen der Überforderung, die ebendiese bei mir auslöste. Schnell waren wir in ein Gespräch vertieft gewesen, auf Kaffee und Manti waren zahlreiche Crémants auf Eis gefolgt, und als die Markthalle um achtzehn Uhr schloss, waren wir Freundinnen.

»Oh, es geht aber noch weiter«, lamentierte ich, gedanklich wieder in der Gegenwart angekommen.

Charles nippte an ihrem Getränk und forderte mich mit einem Nicken auf weiterzuerzählen.

»Als ich nach deinem Anruf meinte, dass ich dringend gehen müsste, ein Notfall bei einer Freundin, hat er tatsächlich ein langes Gesicht gemacht und gesagt: Na toll, ich dachte, wir vögeln heute noch.«

Charles riss die Augen auf und hielt sich die Hand vor den Mund. »Hat er nicht!«

Ich zuckte mit den Schultern. »Ich wünschte, es wäre anders. Ich verstehe einfach nicht, ob ich bei unserem ersten Treffen die Warnsignale nicht mitbekommen habe. Denn ich bin nach wie vor davon überzeugt, dass da keine waren. Bei dem ersten Treffen war er einfach nur cool, ein Mann, mit dem ich einfach gerne mehr Zeit verbringen wollte. Dass sich eine so unendliche Pfeife hinter der Kennenlern-Maske verbirgt, hätte ich wirklich niemals gedacht. Na ja, man lernt wohl nie aus.«

Inzwischen bereute ich, dass ich das klassische Notfallregister mit dem gefälschten Anruf gezogen hatte, um so schnell wie möglich von diesem Date wegzukommen. Ich wäre gerne die Art Frau, die aufsteht, mit festem Blick sagt, dass sie auf gar keinen Fall ihren Abend mit so einem Lappen verbringen kann, und dann erhobenen Hauptes aus dem Restaurant geht. Leider war ich aber die Frau, die vortäuschte, auf die Toilette zu müssen, und weil sie keinen Hinterausgang fand, durch den sie heimlich verschwinden konnte, ihrer besten Freundin eine Nachricht mit den hastig getippten Worten »In fünf Minuten! Ruf mich an! Heule!« schickte.

Der Gedanke, dass ich ihm auch verspätet noch sagen konnte, wie unangenehm mir der Abend gewesen war, kam mir, und ich zog mein Handy aus der Tasche. Ich öffnete die Dating-App und sah, dass er unser Match aufgelöst hatte.

»Ja, da hat jemand keine Zeit verstreichen lassen«, murmelte ich und hielt Charles mein hell leuchtendes Display vor die Nase. Sie kniff die Augen zusammen, und als sie verstanden hatte, traf mich der Blick aus ihren geweiteten Augen mit voller Wucht. »Luca, wieso datest du immer nur Idioten?«

Gut, eine nicht so schöne Eigenschaft besaß dann sogar Charles: Mithilfe von ein bisschen Alkohol wurde sie etwas zu direkt. Und da Charles kaum was vertrug, setzte dieser Zustand für gewöhnlich sehr schnell ein.

»Ist doch gar nicht wahr!«, protestierte ich lautstark.

Doch Charles zog kommentarlos ihre linke Augenbraue hoch und hatte diese Auseinandersetzung gewonnen.

»Zugegeben, da waren einige Nieten dabei«, versuchte ich, mich zu verteidigen, »aber bei ihm war das wirklich nicht zu erwarten.«

»Er hatte in seinem Profil stehen *Erwachsen werd ich noch früh genug* und dahinter dieses dämliche Surfer-Emoji.«

»Ja, und?«, fragte ich unschuldig, obwohl mein Nacken vor Scham brannte.

»Luca, der Mann war Mitte vierzig. Wann genau hatte er denn vor, erwachsen zu werden? Pünktlich zum Renteneintritt?«

Gegen meinen Willen musste ich lachen. Immerhin verpasste mir Charles hier gerade einen gehörigen Einlauf, und nach diesem Abend hätte ich darauf getrost verzichten können. Doch es passierte nicht oft, dass Charles etwas so Provokantes über eine andere Person sagte. Sie lächelte schelmisch, und ich konnte sehen, dass sie sich über ihren eigenen Witz freute. Doch unser Blickkontakt wurde jäh unterbrochen, als sich etwas zwischen uns schob.

Es handelte sich um einen Mann. Mir hatte er seinen Rücken zugewandt, und selbst der sah wenig vielversprechend aus. Er trug eine dunkelblau schimmernde Steppweste über einem weiß-blau karierten Hemd. Das braune Haar lockte sich in seinem Nacken. Obwohl es in Gel ertränkt worden war, strich sich der Mann alle paar Augenblicke mit der Hand darüber, vielleicht aber auch nur, um die große Uhr an seinem Handgelenk zur Schau zu stellen.

»Kann ich dir einen ausgeben?«, hörte ich ihn fragen.

Ich war es gewohnt, dass Charles von Männern angesprochen wurde. Wie gesagt, sie war umwerfend schön. Aber ausgerechnet heute hätte ich gut darauf verzichten können. Zum einen war mein Maß an Männern in allen Existenzformen voll nach diesem Date, und zum anderen hatte dieses Exemplar hier gerade ziemlich rüde unser Gespräch unterbrochen. Hatte er denn nicht wenigstens die Manieren, sich vorzustellen? Aber gut, er hatte auch keine Hemmungen, mich einfach gänzlich zu ignorieren, was machte ich mir also vor?

»Danke, das ist nett, aber ich möchte nicht«, hörte ich Charles antworten.

Wie gesagt, immer freundlich.

»Ach komm, ich seh doch, dass dein Glas leer ist. Was willst du, Prinzessin? Sekt? Aperol?«

Er hatte seinen Arm auf der Theke abgelegt und Charles damit noch mehr eingekesselt.

»Ehrlich, das ist nett, aber ich möchte wirklich nicht.«

»Was ist los, hast du 'nen Freund, oder was?« Der Ton des Mannes veränderte sich, doch Charles ließ sich davon äußerlich nicht beeindrucken.

Ich schon, denn ich spürte meine Halsschlagader pochen.

»Tatsächlich ja«, antwortete Charles, immer noch freundlich. Das war für gewöhnlich der Moment, in dem die Interessenten ihre Niederlage einsahen und das Weite suchten.

»Na, wenn das so ist, dann eben Champagner. Und dann wollen wir mal sehen, wie lange du diesen angeblichen

Freund noch hast«, posaunte der Mann und wackelte mit der Uhr, an der zufällig sein Handgelenk hing.

War das gerade wirklich passiert? Ich reckte den Hals, um Charles über seine Schulter hinweg besser sehen zu können. Ihre Fassade bröckelte mittlerweile, und ihre Stimme zitterte leicht, als sie antwortete: »Bitte, ich habe wirklich kein Interesse.«

Doch der Mann beachtete sie nicht mehr, er versuchte stattdessen, die Aufmerksamkeit des Barkeepers zu ergattern. Mir platzte der Kragen.

»Hast du nicht gehört, was sie gesagt hat?«, fragte ich energisch. Überrascht drehte der Mann sich um, scannte mich einmal von oben nach unten und lächelte mich dann überlegen an.

»Was willst du denn?«, fragte er.

»Du hast meine Freundin gehört, sie will nichts von dir, weder deine Drinks noch deine Gesellschaft. Also zieh einfach ab.«

»Das soll sie mir schon selbst sagen.«

Ich verdrehte genervt die Augen. »Das hat sie. Mehrfach.«

»War nicht überzeugend genug. Ihr Frauen sagt doch immer Nein und meint dabei Ja.« Er besaß wirklich die Unverfrorenheit, mir zuzuzwinkern. Jede Unmöglichkeit der Menschheit kumulierte in diesem Typen, und er gefiel sich auch noch darin.

Ich hätte ihm so gern ins Gesicht gekotzt – und das meinte ich nicht sprichwörtlich, doch dafür war mir der Pisco Sour zu schade.

»Lass gut sein, Luca«, hörte ich Charles, »lass uns einfach gehen.«

»Nein«, konterte ich. Es konnte doch nicht immer wieder dasselbe Spiel sein, dass ein Mann nicht akzeptierte, wenn er unerwünscht war, und die Frau dann das Weite suchte. »Ich sagte, du gehst jetzt.«

»Bist wohl eingeschnappt, dass ich für dich keinen Schampus springen lasse«, sagte er und wedelte weiter mit seinem Fünfziger Richtung Barkeeper.

»Ganz sicher nicht«, antwortete ich trocken. »Aber wenn du jetzt nicht endlich abschiebst, dann winke ich dem Barkeeper mal, damit er dich rausschmeißt.«

Das schien zu zünden, denn nun drehte sich dieses Ekelpaket von Mann zu mir um. Ich fragte mich, woher er seine Selbstsicherheit nahm. Denn weder war er sonderlich charmant, noch hatte er den nötigen Esprit, der darüber hinwegtäuschen konnte, dass er einfach nur ein Proll in teurer Kleidung war.

»Püppi, was bist'n gleich so aggressiv?« Er baute sich vor mir auf, was nicht ansatzweise so eindrucksvoll war, wie er vielleicht meinte. Ich schrie innerlich vor Wut. Sprachen sich diese Männer eigentlich untereinander ab, welche Sätze sie immer und immer wieder verwendeten? Ich stand von meinem Barhocker auf, machte meinen Rücken extra lang und bildete mir ein, von oben auf ihn herabschauen zu können. Dass wir in etwa gleich groß waren, überraschte mein Gegenüber kurz. Es gab nicht oft Momente, in denen mir meine knapp 1,80 Meter ein echter Vorteil waren, aber dieser gehörte dazu.

»Ich bin nicht aggressiv. Wäre ich aggressiv, würde ich dich fragen, was du erbärmliche Verschwendung von Materie und Sauerstoff immer noch hier machst und wieso du dich verfickt noch mal noch nicht verpisst hast. Aber ich bin nicht aggressiv, ich bin nur direkt. Da du es höflich nicht verstehst, sag ich es jetzt noch mal ganz unmissverständlich: Also, du belästigst uns jetzt nicht weiter, sondern gehst. Oder ich werde wirklich aggressiv.«

Eine Sekunde lang hoffte ich, dass meine Ansage Früchte tragen würde. Doch dann verzog sich sein Mund zu einem schmierigen Grinsen. Er lehnte sich nach vorn, so nah, dass ich die Wodka Energy, die er bisher getrunken hatte, riechen konnte.

»Entspann dich mal. Dich hat wohl schon lange keiner mehr gebumst, so verkrampft, wie du bist.« Sein Blick wanderte an mir hoch und runter, und ich wollte jede Stelle, an der seine Augen verweilt hatten, am liebsten stundenlang mit Stahlwolle schrubben. Plötzlich spürte ich seine Hand, die er nicht nur auf meinen Oberschenkel legte, sondern auch langsam in Richtung meines Schrittes schob. Mit abschätzigem Tonfall sprach er weiter. »Du bist zwar nicht mein Typ, aber damit es dir endlich mal wieder einer richtig besorgt, würde ich sogar dich vögeln.«

Worte, die ich von einem ähnlich charmanten Exemplar derselben Spezies in leichter Abwandlung heute schon mal gehört hatte. Plötzlich sah ich rot, und mein Körper agierte, bevor mein Gehirn auch nur ansatzweise hinterherkam. Ich hatte kaum Zeit zu beobachten, wie sich meine Hand zur Faust ballte und nach vorne schnellte. Mit einem Mal war da Blut. Ein Schrei riss mich aus meiner eigenen Überraschung, und das Arschloch vor mir hielt sich eine Hand vors Gesicht.

Blut quoll hervor, und in meinem Schrecken hatte ich einen sehr klaren Gedanken: Ich glaube, ich hatte seine Nase getroffen.

»Du dumme Schlampe«, brüllte er, wobei er Blut und Spucke fliegen ließ.

Ich starrte auf meine Hand.

»Ich zeig dich an, du elende Schlampe«, greinte er.

»Ja, ja, mach doch«, nuschelte ich, wobei ich immer noch meine rechte Hand anstarrte.

Scheiße, Mann, das tat echt weh.

1

▷ Männer wie du – Alli Neumann

—

Das Klopfen des kleinen Holzhammers hallte immer noch in meinen Ohren nach.

»Luca?«, riss Charles mich aus meinem Tagtraum und drückte mir einen Kaffeebecher in die Hand. Kommentarlos hatte sie uns bei einem kleinen Café unweit des Gerichts zwei Kaffee geholt. Wobei im Grunde nur ich Kaffee trank, schwarz – *wie meine Zukunft*, ein Witz, den ich mir verkniff, vor allem, weil er in etwa seit den Neunzigerjahren nicht mehr lustig war. Charles hingegen entschied sich immer für Hafermilch mit Geschmack. Heute klirrten Eiswürfel in dem riesigen Becher, den sie in der Hand hielt. Ich erhaschte einen Blick auf die grüne Flüssigkeit, in der sie schwammen.

»Iced Matcha Latte«, erläuterte sie, und ich nickte stumm. Es gab Themen, an die wir uns weiter nicht heranwagten, weil sie ein solches Streitpotenzial bargen, und ihre Leidenschaft für kulinarische Verweichlichungen wie diese war eines davon.

Mein Name war Luca Schmidt, ich war vierunddreißig Jahre alt und gerade zum ersten Mal im juristischen Sinne verurteilt worden. Oh Mann. Nach der Verhandlung hatte ich das dringende Bedürfnis gehabt, die anhaltende Wut in meinem Bauch wegzuspazieren und glücklicherweise eine beste Freundin an meiner Seite, die seitdem neben mir hermarschierte.

Obwohl »der Abend«, wie wir unter uns sagten, schon einige Wochen zurücklag, waren meine Emotionen nicht abgeflacht. Im Gegenteil, in der heutigen Verhandlung kam alles wieder auf: die Wut, der Ekel, die Frustration, der Schock und ja, zumindest ein bisschen auch Freude über eine gewisse blutige Nase.

Ich bereute kurz, nicht auch wenigstens Eiswürfel in meinem Pott schwarzen Kaffee zu haben, denn der Spätsommer machte der ausklingenden Jahreszeit heute noch mal alle Ehre.

Wir spazierten durch die Sonne und wechselten einvernehmlich auf die Schattenseite, wenn es einfach zu warm wurde. Zu dem leichten Schweißfilm auf meiner Stirn wollten die ersten bunt verfärbten Blätter nicht ganz passen, die sich trudelnd von ihrem Baum lösten und zu Boden segelten. Diese wenigen Wochen des Übergangs zwischen Sommer und Herbst waren jedes Jahr aufs Neue faszinierend, und doch fühlte es sich falsch an, wenn man schwitzend im Freibad lag und mit geschlossenen Augen schon das Herbstlaub rascheln hörte.

Man könnte meinen, die Zufuhr von Vitamin D würde meine Laune aufhellen. Aber weit gefehlt. Ich war der einzige Mensch in ganz Berlin mit mieser Stimmung. Charles stupste mich mit ihrem Ellbogen leicht in die Seite, weil ich seit dem Ende der Verhandlung immer noch kein Wort gesagt hatte.

»Ach, keine Ahnung«, brummte ich unbestimmt. Allein bei dieser kleinen Phrase boxte die Wut wieder in meinem Bauch herum. Denn zufrieden war ich mit dem Ausgang dieses Verfahrens gar nicht.

»Sie hat echt getan, was sie konnte«, brachte Charles den Ball selbst ins Rollen – und das funktionierte.

»Ü-ber-haupt nicht!«, fauchte ich, wobei das gar nicht gegen Charles ging, sondern die Frau, die mir den heutigen Tag verhagelt hatte: die Richterin.

»Na, komm, lass raus«, ermutigte mich Charles. Sie war vor einer Parkbank stehen geblieben, setzte sich und klopfte mit der freien Hand neben sich.

Ich folgte ihrer Einladung. Man konnte nicht schimpfen und gehen gleichzeitig, da verlor man nämlich entweder den Faden oder das Gleichgewicht.

»Sie hätte mir gar keine Strafe aufbrummen dürfen«, begann ich, und meine Wut boxte vor Freude hoch bis zu meinem Tränenkanal. »Es war ganz klar Notwehr, ich meine, du weißt, dass ich recht habe, du warst ja dabei!«

Charles nickte, und ein Schatten legte sich bei der Erinnerung an Thorben Burda auf ihr Gesicht. So hieß der Mann in der Steppjacke, wie ich nicht erst seit heute wusste, sondern seit dem Tag, als ich die Vorladung aus meinem Briefkasten gezogen hatte.

»Luca, verstehe mich nicht falsch, ich bin voll bei dir. Das war die Richterin auch, ich bin mir sicher, privat hätte sie anders entschieden. Aber sie meinte ja auch, dass sie sich nun mal an die Gesetze halten und innerhalb dieses Rahmens handeln muss. Immerhin hat sie dir nur sechzig Sozialstunden verordnet statt einer Geldstrafe, weil sie weiß, dass du selbstständig bist, und sie dich da nicht finanziell belasten wollte. Das ist doch ... sehr zuvorkommend. Glaub mir, das ist ihr nicht leichtgefallen.«

Ich schnaubte und strich mir eine Strähne hinters Ohr, die mir schon den ganzen Tag im Gesicht hing. Sogar meine Haare waren heute gegen mich. »Ach papperlapapp!« Starkes Argument, Luca.

»Wenigstens hat dieser Burda eine fette Summe aufgebrummt bekommen«, versuchte Charles es weiter.

»Nicht genug und auch nur, weil er während der Verhandlung den Mund nicht halten konnte und dumme Kommentare einwerfen musste«, hielt ich dagegen. Ich wusste, dass mich das keinen Deut weiterbrachte. Aber auf diese kindlich diabolische Art tat es einfach gut.

»Luuuuca«, ermahnte mich Charles.

»Ja, ist ja okay. Ich weiß nur einfach nicht, wie ich das schaffen soll. Wann soll ich diese Sozialstunden ableisten? Ich habe heute Nachmittag ein Kick-off-Meeting für ein neues Projekt. Das wird in den kommenden Wochen meine ganze Zeit in Anspruch nehmen.«

»Vielleicht kannst du deine Stunden ja am Wochenende ableisten«, schlug Charles vor.

»Nicht, dass ich auch mal Freizeit bräuchte, oder so.«

»Luca, jetzt ist auch mal gut. Nörgeln löst die Situation auch nicht.«

Charles wurde untypisch energisch, und ich schaute überrascht auf.

»Entschuldige, dass ich dich verteidigt habe und deshalb in dieser Situation«, ich malte mit den Fingern Anführungszeichen in die Luft, »stecke.«

»Ich habe dich nicht drum gebeten, dem Typen eine reinzuhauen.«

»Du hast mich aber auch nicht davon abgehalten.«

»Luca, das ist doch gerade gar nicht das Thema.« Sie hatte eine Hand auf meine Schulter gelegt, eine Geste der Beschwichtigung.

»Ja, stimmt ja«, antwortete ich, genervt von ihrem pädagogischen Tonfall. Den konnte sie bei ihren Schülerinnen bringen. »Aber verstehst du das Problem überhaupt? Kannst du das nachvollziehen?«

Charles zog überrascht ihre Hand zurück und umklammerte damit stattdessen ihren Kaffeebecher.

»Wie meinst du das?«

»Du mit deinem perfekten Leben, deinem festen Job und deiner großen Liebe in eurer hübschen lichtdurchfluteten Altbauwohnung.«

»Das ist unfair«, sagte Charles traurig. Sie hatte das Glück, dass sie dem Mann ihres Lebens begegnet war, als der noch eher ein Junge als ein Mann gewesen war. Sie hatten sich beim Firmunterricht kennengelernt, da waren sie gerade einmal fünfzehn Jahre alt gewesen. Die meisten Beziehungen in diesem Alter hielten höchstens ein paar Wochen. Nicht so bei Charles und Max, die einfach nie aufgehört hatten, zusammen glücklich zu sein. Ich wusste, dass sie recht hatte, und ich wusste, dass ich meine Worte später bereuen würde, aber meine Wut auf die Richterin und die Welt war größer. Und Charles war nun mal Teil dieser Welt.

»Ja, kann sein«, sagte ich scharf, »aber das Leben ist nun mal unfair.«

Charles schwieg und rollte mit dem Fuß über eine zusammengeknüllte Bäckereitüte, die vor ihr auf dem Gehweg lag.

»Aber nur, weil etwas von außen perfekt aussieht, ist es das noch lange nicht«, sagte sie nach einer Weile, jedoch, ohne den Blick vom Boden zu lösen.

»Oh, bitte, Charles, erzähl mir jetzt nicht, dass ihr einfach keinen neuen Esstisch findet oder dass eine deiner Schülerinnen die Hausaufgaben nie macht. Dafür habe ich gerade echt keinen Kopf.«

»Ist okay«, sagte Charles und klang weiterhin eher traurig als vorwurfsvoll. Sie kickte die Papierkugel weg und stand auf. Wir verfolgten beide die rollende Tüte, die über die Bordsteinkante kullerte und schließlich auf der Straße liegen blieb, wo sie einen Radfahrer fast vom Rad holte, weil dieser erschrocken auswich. Schimpfend fuhr er weiter, schweigend ignorierten wir ihn. Charles griff nach ihrer Tasche und stand unschlüssig vor mir.

»Ich lass dich mal«, sagte sie dann und ging mit kleinen raschen Schritten weg. Ich schaute ihr nach und spürte, wie sich die Strähne wieder löste.

2

▷ Typical Male – Tina Turner

—

Nach Mitte fuhr man am besten mit dem Rad. Oder lief. Wären wir in Sachen Jetpack schon weiter, würde ich sogar fliegen – alles, um den öffentlichen Nahverkehr zu umgehen. Doch heute hatte ich ein seltenes Date mit der U8, um Richtung Hackeschen Höfe zu kommen. Sosehr ich die zahlreichen Menschen auf engem Raum, den muffigen Geruch in der Bahn mit den zarten Noten von Urin in den U-Bahn-Aufgängen verabscheute, es war mir immer noch lieber, als mit einem dunklen Schweißfleck auf dem Rücken bei meinem Termin aufzutauchen. Der erste Eindruck zählte schließlich, und bei einem Unternehmen im Bereich »Lifestyle und Fashion« sollte dieser besser makellos sein. Eigentlich vermied ich Projekte in ebendiesen Branchen, meistens widersprachen sie allem, was mir wichtig war oder wofür ich selbst stand. Denn im Gegensatz zu Charles konnte man mich nicht unbedingt als konventionelle Schönheit bezeichnen. Ich fand mich nicht unattraktiv, aber um als klassisch schön zu gelten, war ich wohl etwas zu groß, zu brünett, zu präsent. Und nicht nur das, ich war auch zu rund. Ich trug Kleidergröße vierundvierzig – oder um es anders zu sagen: alles zwischen vierzig und achtundvierzig. Dabei war mein Körper nicht so proportioniert, dass mein Gewicht sich gleichmäßig auf Schenkeln und Hüften verteilte, sich zur Taille verjüngte und dann wieder an den Brüsten zu sehen war. Nein, als *curvy* oder *thicc* würde ich mich nicht bezeichnen, denn selbst das waren Körperformen, die akzeptiert wurden – nicht nur das, sondern auch in ihrer Ästhetik gefeiert. Ich dagegen hatte schmale Beine, kräftige Hüften, einen Bauch und Oberweite. Ich glich eher einem Mozzarellabällchen auf zwei Zahnstochern. Zumindest sah ich das an schlechten Tagen so. An guten streichelte ich meinen Bauch und liebte mich als Ganzes. Sogar in Unterwäsche vor dem Spiegel.

Doch egal, wie sehr mir die Schönheitsbranche persönlich widerstrebte, nun hatte ich mich doch dazu überredet, diesen Auftrag anzunehmen, der mich finanziell durch das gesamte restliche Jahr tragen würde. Zugegeben, das war die galante Umschreibung dafür, dass auf meinem Konto die Farbe Rot hochmodern war. Als Accessoire trug es in dieser Saison ein kleines Minuszeichen vor jeder Zahl. Dazu hatte mich in den vergangenen Wochen die Sorge vor dem Ausgang der heutigen Verhandlung umgetrieben. Auch wenn ich überzeugt davon war, das Richtige (oder: das einzig Mögliche) getan zu haben, wusste ich nicht, ob man das bei Gericht auch so sehen würde. Als ich die E-Mail mit der Anfrage für den Job vor einigen Tagen in meinem Postfach entdeckt hatte, hätte ich sie wirklich nur zu gerne abgelehnt. Aber auch ich hatte meinen Preis. Und der war, das wusste ich, seitdem ich die Anfrage erhalten hatte: die Sicherheit, meine kleine feine Wohnung in Neukölln halten zu können.

Die Tourismusaktivität rund um die Hackeschen Höfe beschränkte sich nicht nur auf das Wochenende. Hier flanierten an jedem Tag Gruppen durch die Straßen, fotografierten jeden Winkel und blieben so ungünstig wie möglich mitten im Weg stehen. So musste ich erst eine Schar kleiner Rucksäcke und Caps passieren lassen, bevor ich den Trubel der Rosenthaler Straße verließ und in die Stille trat, die mich im Hinterhof des imposanten Gebäudes empfing. Ich konnte verstehen, wieso *UrbanGLAM* hier ihre Büros hatten: Es war eine prestigeträchtige Adresse und gleichzeitig eine kleine Oase mitten in der Stadt. Die Make-up-Brand war in den vergangenen Jahren über Social Media bekannt geworden und seitdem stetig gewachsen. Ich fand den richtigen Aufgang gleich links, also in dem Gebäude, das zwischen dem Hackeschen Markt und diesem Hinterhof stand. Ich suchte auf dem Klingelschild nach dem richtigen Logo und betätigte die Klingel. Die Büros von *UrbanGLAM* schienen im vierten Stock untergebracht zu sein, und ich hoffte schwer, einen Aufzug im Inneren zu finden. Sonst hätte sich die Fahrt mit der U-Bahn absolut nicht gelohnt.

Der Buzzer summte, und mit einem stummen Dank auf den Lippen ging ich auf den Edelstahlkasten zu, der mich in unter dreißig Sekunden in die Büroräume transportieren würde.

»Hi, ich bin Nele«, empfing mich eine Frau mit Buzz Cut, als sich die Türen des Lifts wieder öffneten.

»Hi, ich bin Luca«, antwortete ich ihr mit einem Lächeln. Doch schon bedeutete sie mir, ihr zu folgen, und machte auf dem Absatz kehrt. Wir durchquerten das Großraumbüro, in dem es erstaunlich leise war. Ich ließ meinen Blick schweifen und beschloss, dass die gedämpfte Atmosphäre vermutlich an den Kästen lag, die mich an Telefonzellen erinnerten und in denen Leute telefonierten. Auf der Rückseite des großen Raumes durchquerten wir eine Tür und befanden uns nun auf einer Art Flur, von dem aus weitere Türen abgingen.

»Hier sind die Meetingräume«, erklärte Nele und öffnete eine der Türen. In dem Raum dahinter stand ein großer Konferenztisch, der Platz für mindestens ein Dutzend Personen bot. An der Wand war ein großer Screen platziert, und durch die Fenster konnte man die S-Bahnen beobachten, die die Haltestelle Hackescher Markt befuhren.

»Setz dich doch«, forderte Nele mich auf, »kann ich dir einen Kaffee anbieten? Oder eine Limo?«

»Limo klingt toll, danke dir.« Ich ließ mich auf einen Stuhl sinken. Nele kam mit zwei Flaschen zurück an den Tisch und setzte sich mir gegenüber. »Die anderen kommen gleich, die stecken gerade noch in einem anderen Call und verspäten sich deshalb ein paar Minuten.«

»Gar kein Problem«, antwortete ich und meinte das ganz ehrlich. So hatte ich noch Zeit, mich mental auf den Termin vorzubereiten. Das hier war zum Glück kein Pitch oder eine ähnliche Wettbewerbssituation – es gab keine anderen Mitstreiter, mit denen ich um dieses Projekt hätte konkurrieren müssen. Gut präsentieren wollte ich mich dennoch. Wenn die anderen so cool waren wie Nele, sollte das kein Problem werden, denn bei ihr hatte ich auf Anhieb ein gutes Gefühl. Außerdem bewunderte ich ihren Stil: Sie war ganz in Schwarz gekleidet, trug zu einem Fred-Perry-Tenniskleid klassische Loafer von Doc Martens.

Ich merkte plötzlich, wie ich mich auf die Zusammenarbeit freute. Ein Lichtblick bei diesem Projekt, das mir sicherlich einiges abverlangen würde. Ich holte meinen Laptop aus der Tasche und klappte ihn auf.

»Ich liebe übrigens dein Portfolio«, kam es von Nele. »Wirklich, mir hat es großen Spaß gemacht, deine Arbeiten zu sichten. Ich meine, für ein Unternehmen, das Müllsäcke herstellt, eine wirklich lustige Kampagne zu entwerfen – das muss man erst mal schaffen.«

»Danke, das freut mich total!« Ich strahlte Nele an, und während ich gedanklich daran arbeitete, wie ich unsere Freundschaft einleiten könnte, schwang die Tür auf, und ein Mann und eine junge Frau kamen herein.

»Ah, Leute, heute ist hier ein Trubel. Ein alter Mann ist ja kein D-Zug, aber glücklicherweise ist hier ja niemand ein alter Mann.«

Der nicht alte Mann ließ sich in den Stuhl neben mir plumpsen und zwinkerte mir zu. Aus dem Augenwinkel konnte ich sehen, wie Nele die Augen verdrehte. Sie hatte sich sofort wieder im Griff, mir war es jedoch nicht entgangen. Ich war jetzt schon felsenfest davon überzeugt, dass sie abgesehen vom Finanziellen tatsächlich der einzige Lichtblick bei dieser Sache werden würde.

»Du musst Luca sein. Tach, nenn mich ruhig Magnus.«

Er hielt mir gewollt lässig die Hand hin, und ich hatte augenblicklich ein Problem. Ich mochte ihn nicht. Schlimmer noch, ich konnte ihn nicht ausstehen. Das begann bei seiner Art zu kommunizieren und endete bei seinem Aufzug: dem Poloshirt mit aufgestelltem Kragen, den Skinny Jeans und den neonfarbenen Sneakern an seinen Füßen. Er wollte so unbedingt jung wirken, dass alles an ihm »Ich bin Ende vierzig und habe ein riesiges Problem« schrie. Und zu dieser Erkenntnis kam ich nach ganzen drei Sekunden. Es war amtlich: Das würden die längsten Wochen meines Lebens werden.

»Hi, freut mich, euch kennenzulernen«, antwortete ich, und nach kurzem Augenkontakt mit Magnus schaute ich demonstrativ zu der Frau, die mit ihm in den Raum gekommen war und noch kein Wort gesagt hatte. Sie saß neben Nele, und auch jetzt schwieg sie weiter und schien darauf zu warten, dass jemand ihre Vorstellung übernahm. Was war das hier? Ein Debütantinnenball?

»Das ist Amelie«, stelle Magnus sie schließlich vor, und ein schüchternes Lächeln zeichnete sich auf ihrem Gesicht ab, das ich unter ihrem Make-up (die Art, bei der man sich eine Stunde lang schminkte für einen absolut *natural glow*) fast nicht bemerkt hätte. Zugegeben, ihre Haut wirkte makellos, sie schien nicht eine Pore zu haben. Und auch ihre langen hellbraunen Haare fielen in perfekten geschmeidigen Wellen, wie sie nur ein Lockenstab hinbekam, ohne jedoch wirklich frisiert zu wirken. Sie war die Art Frau, die ich früher immer sein wollte.

»Amelie ist Junior Marketingmaus und seit drei Wochen

bei uns«, fuhr Magnus mit seiner Vorstellung fort. »Nele hast du ja schon kennengelernt, sie leitet unsere Marketingabteilung, und ich bin Head of Non Product Management.«

Hatte er sie gerade wirklich Marketingmaus genannt? Und hatte er tatsächlich noch mal dabei gezwinkert? Auf Amelies Gesicht konnte ich keine Reaktion auf diese … mir fiel kein anderes Wort ein: Diffamierung ablesen, und auch Nele schien sich dieses Mal besser unter Kontrolle zu haben. Außerdem – was sollte überhaupt *Non Product Management* für eine Ableitung sein? Klang wie eine Position, die sich irgendjemand ausgedacht hatte, um einen Menschen mehr im Haus zu haben, die irgendwas managt. »Manager« war für mich ohnehin ein Fantasiejob, und bisher habe ich noch nicht eine Person getroffen, die beruflich irgendetwas managte und mir erklären konnte, was genau das eigentlich bedeutete.

Ich wollte hier raus. Ich wollte *Nenn mich ruhig Magnus* mit seinem gruseligen Zwinkern zurücklassen, fluchtartig den Raum verlassen und die nächsten Wochen einfach nicht mehr nach Mitte fahren. Ich wollte aber auch obszön viel Essen für heute Abend bestellen, und dafür brauchte ich leider genau das Geld, das ich mit diesem Auftrag verdienen würde.

Ich atmete tief ein und hoffte, dass mit dem Ausatmen auch die Emotionen meinen Körper verlassen würden.

»Also dann«, ich klatschte einen Tick zu euphorisch in die Hände, »was machen wir Schönes für euch? Gibt es schon Ideen oder sogar ein Grobkonzept, oder sind wir völlig frei?«

Hoffnungsvoll schaute ich Nele an, doch abermals fühlte sich Magnus angesprochen.

»Wie wir dir ja schon geschrieben hatten, wollen wir eine Imagekampagne. Die Mädels wollen das unbedingt.« Er zeigte auf die andere Seite des Tisches und grinste schief. »Wir verbinden das Ganze mit dem Launch unserer neuen Linie, mit der wir auch hoffen, eine neue Zielgruppe zu erreichen.«

Ich öffnete mein digitales Workboard, eine Art Mindmap, auf die ich mir anfangs alles notierte und sammelte, was für dieses Projekt wichtig sein könnte.

»Was zeichnet die neue Linie denn aus?«, wollte ich wissen, während meine Finger über der Tastatur schwebten.

»Sie ist vegan«, sagte Magnus und ließ diese Aussage so im Raum stehen, als müsste man Ehrfurcht davor haben.

»Okay, und weiter?«

Nele stieß ein Geräusch aus, das nach einem unterdrückten Kichern klang, und Magnus wirkte irritiert.

Um voranzukommen, erläuterte ich rasch: »Na ja, veganes Make-up ist heute ja kein Alleinstellungsmerkmal mehr. Vor allem für junge und urbane Brands. Es ist noch nicht mal ein Nice-to-have, sondern fast schon obligatorisch. Dass die Linie vegan produziert wird, ist natürlich ein Detail, das wir erzählen, ich bin mir aber sicher, ihr habt noch mehr.« Ich lächelte, damit sich niemand von meinen deutlichen Worten auf den Schlips getreten fühlte. Ein bewährtes Lächeln, vergleichbar mit dem Lachsmiley, das man an das Ende einer Nachricht setzt, in der man der besten Freundin gerade eine ordentliche Ansage gemacht hat.

Magnus schien die Fassung zurückerlangt zu haben. »Wir verkaufen nicht nur online und über Parfümerien, sondern wir sind auch in Drogerien vertreten. Die Zielgruppe für diese Linie sind, wie wir sie nennen, *young professionals*. Das sind Menschen, in unserem Fall Frauen, die jung sind, aber schon bestens ausgebildet im Beruf stehen. Auch wenn sie noch eine ganze Weile Zeit haben bis zur dreißig, verdienen sie schon ein vernünftiges Gehalt und sind gewillt, dieses in gute Produkte zu investieren. Wir verkaufen das Gefühl von Catrice und Essence zu Preis und Qualität von MAC und Bobbi Brown.«

Dass die gesamte Werbe- und Marketingbranche alle Unternehmen mit Ausbildungsplätzen und hundert Prozent der weltweit agierenden Personaler diese Gruppe ebenfalls »young professionals« nannte, war Magnus egal.

»Und den Launch wollt ihr auch nutzen, um eure Werte zu transportieren. Habt ihr denn da auch schon Input für mich?«

Ohne zu zögern, machte er eine wegwerfende Handbewegung und sagte entspannt: »Ach, mach einfach irgendwas mit Feminismus. Das zieht immer.« Dabei lehnte er sich auf seinem Stuhl zurück und zupfte seinen Kragen zurecht.

Mein mühsam aufrechterhaltenes Lächeln fiel mir aus dem Gesicht. Hilfe suchend schaute ich zu Nele, doch in ihrer Miene konnte ich nichts ablesen. Amelie lächelte weiter, als sei sie in Marmor geschliffen.

»Ja, du hast ja eben bestens bewiesen, dass du dich in Sachen Zeitgeist auskennst, und Frauenrechte und so sind ja gerade in aller Munde. Da wirst du schon den richtigen

Spin finden, wichtig ist, dass wir die Kampagne bald auf die Straße bringen.« Er zwinkerte wieder. Ob das Zwinkern am Ende doch medizinische Gründe hatte?

Magnus schaute auf die Uhr. »Oh, ich muss weiter, der nächste Termin steht an. Alles Weitere wird dir Amelie sagen.«

»Amelie wird meine Ansprechpartnerin?«, hakte ich nach. Natürlich: der Juniorin ein erstes Projekt an die Hand geben, das sie eigenverantwortlich verwaltete in regelmäßiger Absprache mit ihrer Vorgesetzten Nele. So begann jede Karriere.

»Nein, ihr werdet zusammen an der Kampagne arbeiten.«

»Auch ... inhaltlich?« Mir war klar, dass ich dümmlich wirken musste. Aber ich hatte noch nie mit meinen Kunden gearbeitet, sondern immer für sie. Für mich war das ein gewaltiger Unterschied.

Magnus lachte.

»Natürlich inhaltlich, was dachtest du denn?«

Na toll. Es gab nichts Schlimmeres als Kunden, die dachten, sie könnten deinen Job machen. Jede kreativ arbeitende Person würde diese Aussage sofort mit ihrem eigenen Blut unterschreiben. Oder dem der Kunden.

»Und Nele supervised dann alles«, sagte ich, weil Magnus sie wohl vergessen hatte.

»Nee, sie ist nicht dabei«, antwortete er knapp, stand auf, zwinkerte ein letztes Mal und verabschiedete sich dann. Amelie nickte mir immer noch lächelnd zu und verschwand ebenfalls aus dem Raum. Irritiert blieb ich sitzen. Fast-Paced-Environment kannte ich, aber hier fühlte ich mich wie in einem Drive-through.

»Aber ich kann dich bei Fragen kontaktieren?«, fragte ich Nele, die sich ebenfalls bereits erhoben hatte.

»Die wird dir Amelie alle beantworten können«, sagte Nele freundlich. Ich wollte sie darauf hinweisen, dass Amelie Juniorin war, erst seit drei Wochen bei *UrbanGLAM* arbeitete und nicht ein einziges Wort in diesem Meeting gesagt hatte. Aber ich war die Freelancerin, die darauf angewiesen war, dass ihre Kunden gerne mit ihr zusammenarbeiteten – und das auch längerfristig tun wollten. Deshalb schluckte ich meinen Frust herunter und begann, meinen Laptop wieder in meine Tasche zu packen.

»Tut mir leid, Magnus wollte unbedingt, dass ich heute dabei bin, obwohl ich absolut keine Kapazitäten für das Projekt habe. Du kannst mir glauben, mit Amelie wird das super. Ganz sicher.« Aufmunternd lächelte Nele mich an und hielt mir die Tür auf. Ich bekam den Eindruck, dass sie meine Vorbehalte ganz genau kannte, vielleicht sogar aus persönlicher Erfahrung.

Noch im Aufzug bekam ich eine Mail von Amelie, in der sie sich für das nette Kennenlernen bedankte und fragte, ob wir uns am nächsten Morgen nicht zu einem Frühstück treffen und mit den Ideen loslegen wollten. Ich schüttelte leicht den Kopf. Nicht, dass sie mir das nicht eben hätte vorschlagen können, nein, es musste schon per Mail sein. Aber gut, vielleicht würden wir auch morgen früh nur digital kommunizieren. So würde es immerhin ein ruhiger Morgen werden.

3

▷ Pretty Hurts – Beyoncé

—

Es waren mein schlechtes Gewissen und ein ziehender Schmerz im Unterleib, die mich am nächsten Morgen aus dem Schlaf holten. Ich hatte eine unruhige Nacht hinter mir, was nicht nur an den Krämpfen lag, die mich freundlich daran erinnerten, dass meine Periode wieder mal fällig war. Falls meine Blutung nicht heute Nacht schon gekommen war – ich traute mich noch nicht, einen Blick unter die Bettdecke zu werfen –, wäre es spätestens im Laufe des heutigen Tages so weit. Wieso vergingen diese knapp drei Wochen dazwischen eigentlich immer wie im Flug? Nun, immerhin erklärte das meine Dünnhäutigkeit gestern, die nicht nur an dem Gerichtstermin und dessen Ausgang gelegen hatte. PMS war wirklich ein Werkzeug des Teufels. Selbst nach Jahren erkannte ich nicht immer, wenn ich periodenbedingt unter meinen Hormonen litt, sondern hielt mich für den schrecklichsten Menschen der Welt – nachdem ich ausgiebig Zorn auf alles und jeden gefühlt hatte.

Erst letzten Monat hatte ich im Supermarkt einen Heulkrampf bekommen, weil mein liebstes Olivenöl ausverkauft war. Während dieser Tage vor der Menstruation fühlte es sich an, als würde ich fremdgesteuert, und am Hebel säßen ein bockiges Kleinkind und eine durchgeknallte Katze. Diese hormonelle Extremwetterlage ließ nach, sobald die Blutung begann. Doch mit der Flut kamen auch die Krämpfe. Wie man es also drehte und wendete, es blieb eine Belastung, und ich wusste, dass die kommenden Tage geprägt sein würden von Buscopan Plus, Wärmflaschen und Blutflecken. Denn ich hatte nicht einfach nur meine Periode. Ich blutete so stark, dass mir während meiner Menstruation sogar das Blut für eine gesunde Gesichtsfarbe fehlte.

Doch heute mischte sich in mein Selbstmitleid auch brennende Scham darüber, wie ich gestern mit meiner besten Freundin umgegangen war. Ich war mit meiner schlechten Laune einfach über Charles hinweggerollt. Das war nicht fair gewesen. Der gestrige Tag war einfach zu viel gewesen: erst die Verhandlung, dann der Streit mit Charles und, als hätte das nicht gereicht, war da auch noch dieses Meeting gewesen. Apropos Meeting – noch bevor ich zu meinem Handy gegriffen hatte, wusste ich, dass ich zu spät dran war. Scheiße. Dabei wollte ich eigentlich extra früh aufstehen, um genug Zeit zu haben, mich auf das Treffen mit Amelie vorzubereiten. Zum einen schwebten mir eine lange Dusche und ein rasches Frühstück vor, obwohl wir zum Brunch verabredet waren. Aber ohne eine Ration Nährstoffe am Morgen funktionierte mein Gehirn nicht, schon gar nicht heute, und ich musste schließlich performen. Außerdem war ich mir sicher, dass Amelie ausschließlich eine Handvoll Obst hapsen würde, und auch diese Blöße wollte ich mir nicht geben. Zum anderen hatte ich mir etwa eine halbe Stunde eingeplant, um vor dem Spiegel ein neutrales Gesicht zu üben, ohne in einen genervten Tonfall oder Augenrollen zu verfallen.

Doch das war jetzt alles hinfällig angesichts der Tatsache, dass auch die Uhranzeige auf meinem Handyscreen mein Gefühl bestätigte. Es war kurz vor viel zu spät. Ich sprang aus dem Bett, und die ruckartige Aufwärtsbewegung versetzte meinem Körper einen solchen Schock, dass erst einmal mein Kreislauf versagte. Weiße Punkte tanzten durch mein Sichtfeld, und mit einer Hand stützte ich mich an dem Wandspiegel neben meinem Bett ab. Ich blinzelte ein paarmal, um die Revue vor meinen Augen loszuwerden, und blickte dabei zwangsläufig in mein eigenes Spiegelbild.

Jesus. Wobei, der konnte da auch nicht mehr viel helfen. Offenbar ließen einen nicht Zigaretten, Alkohol und Cremes mit mangelndem Lichtschutzfaktor altern, sondern Schlafentzug durch schlechtes Gewissen. Schon jetzt waren meine Augenringe das auffälligste Merkmal in meinem Gesicht, und die würden noch stärker werden die nächsten drei Tage. Immerhin war mein Bettlaken so blütenweiß wie gestern. Ich griff nach meinem Handy, öffnete WhatsApp und tippte eine Nachricht an Charles.

Das war oll gestern, tut mir leid. ICH war oll, aber ich biete gebratene Wan Tans als Entschuldigung? xx

Den Blick auf das Display gerichtet, drückte ich mit meinem Ellbogen die Klinke meiner geschlossenen Schlafzimmertür runter und schob sie mit dem Fuß auf. Ich zögerte einen Moment und schrieb dann eine zweite Nachricht hinterher:

Ja, die große Portion.

Erst als ich auf den kleinen Pfeil unten rechts auf dem Screen gedrückt hatte, hörte ich den Lärm in meiner Wohnung. Er kam aus der Küche. Oder dem Wohnzimmer? Es war ein Quietschen und Brummen, dazwischen hin und wieder ein klopfendes Geräusch. Absolut nichts in meiner Wohnung konnte solche Laute von sich geben. Jemand war hier. Ich krallte mich an meinem Handy fest und schlüpfte aus der Tür. Schon im Flur kam mir der Gedanke, dass es vielleicht besser gewesen wäre, mich in meinem Schlafzimmer einzusperren, zur Sicherheit die Tür irgendwie zu verriegeln und leise den Notruf zu wählen. Tja, das wäre wohl klug gewesen, aber jetzt stand ich schon hier. Ich schaute kurz an mir herunter, um nach einer möglichen Waffe zu suchen. Aber nein, alles, was ich zur Verteidigung meines Lebens vorbringen konnte, waren das Handy in meiner rechten Hand und der unbedingte Wille, nicht an einem Dienstag draufzugehen, einfach, weil Dienstag der unbeeindruckendste Tag einer Woche war. Und wenn ich abdankte, dann bitte mit Trompeten und Fanfaren. Samstag fände ich zum Beispiel gut, denn die Leute sollten meiner ausschweifend gedenken können, ohne sich Sorgen um frühes Aufstehen am nächsten Tag machen zu müssen.

Ich presste mich an die Wand und schob mich leise bis an die Ecke vor, wo der Flur sich zu einem offenen Koch- und Wohnbereich öffnete.

»Wer auch immer da ist, die Polizei ist unterwegs«, rief

ich und versuchte, das Zittern in meiner Stimme zu unterdrücken. Noch peinlicher, als an einem Dienstag zu sterben, wäre es, von einem Einbrecher einfach ausgelacht und dann im Zweifel noch AUS MITLEID am Leben gelassen zu werden. Nein, nein, so weit durfte es nicht kommen.

»Putz deine Zähne, Luca, und zieh dir etwas Ordentliches an«, drang es da aus der Küche.

Überrascht machte ich zwei Schritte nach vorne und blieb vor meiner Mutter stehen.

»Was machst du denn hier?«, fragte ich sie und scannte die Szenerie.

Meine Mutter stand an meiner Arbeitsfläche und hatte auf ebendieser ein stattliches Chaos veranstaltet. Ein Schneidebrett mit diversen bunten Flecken und mehrere Messer lagen da, rechts und links verteilt leere Pappschalen und Papiertüten. Doch das Auffälligste war das Gerät, das ganz links stand, weil es dort in die Steckdose eingesteckt war. Und von dem auch dieser höllische Lärm ausging.

»Frühstück«, lächelte meine Mutter, nahm die Lesebrille, die sie auf die krausen, früher blonden, heute grauen Haare geschoben hatte, und setzte sie auf ihre Nasenspitze. Dann schürzte sie die Lippen, eine unbewusste Eigenart, die immer dann zutage trat, wenn sie mich von Kopf bis Fuß musterte – so wie jetzt.

»Ja, eine Portion Vitamine wird dir guttun. Ich schneide noch etwas mehr Ananas rein, das kurbelt die Fettverbrennung an.«

»Was mir guttun würde, wäre, wenn du nicht unangemeldet in meiner Küche stehen würdest«, gab ich zurück und war einen Moment lang selbst von meiner Schlagfertigkeit am frühen Morgen überrascht. Na ja, früh.

»Papperlapapp«, war das Gegenargument meiner Mutter, begleitet von einer Handbewegung, die mich ins Bad scheuchte. Und es funktionierte.

Fünfzehn Minuten später stand ich wieder in der Küche, dieses Mal in einem Zustand, der mir das Aufeinandertreffen mit Amelie möglich machte. Meine Mutter drückte mir ein großes Glas mit einer hellgrünen Flüssigkeit in die Hand. Ein rot-weiß geringelter Papierstrohhalm steckte darin, doch nicht einmal der konnte über den Fakt hinwegtäuschen, dass die Plörre alles außer lecker sein konnte. Ich hob abwehrend die Hände.

»Ich muss leider los«, sagte ich und suchte nach meinem Hausschlüssel, den ich immer irgendwo in die Küche feuerte, wenn ich nach Hause kam.

»Besteckschublade«, antwortete meine Mutter und öffnete einen der Oberschränke. »Kein Problem, ich fülle es dir einfach in einen To-go-Becher um. Hast du heute deine ersten Sozialstunden?«

Es hatte sie viel Mühe gekostet zu überwinden, dass sie eine vorbestrafte Tochter hatte. Ich zog besagte Schublade auf und fand den Karabiner mit meinen Schlüsseln daran wirklich dort. Ohne den Ort zu hinterfragen, steckte ich ihn ein und wandte mich zum Gehen.

»Nein, das ist erst morgen. Und, Mama: Ich mag keine Smoothies. Mochte ich noch nie und werde ich garantiert niemals mögen.«

»Stell dich nicht so an, etwas Gesundes würde dir mal helfen.«

Sie drückte mir den To-go-Becher in die Hand.

»Wobei denn helfen?«, fragte ich verwirrt.

»Na, hierbei«, antwortete sie und kniff mir in den Bauch.

»Was zur …«, rief ich aus, doch meine Mutter unterbrach mich.

»Wenn du schon keinen Sport machst, dann achte bitte wenigstens auf deine Ernährung.« Ihr tadelnder Ton kreischte wie das Geräusch einer Gabel, die über eine Tafel kratzte, in meinen Ohren.

Ich riss ihr den Becher aus der Hand und nahm einen Schluck, vor allem, weil ich zu überrumpelt war, um angemessen zu reagieren. Es schmeckte wie erwartet, und falls auch nur ein kleiner Teil meines Kreislaufs noch nicht in Schwung sein sollte, wurde er spätestens damit angekurbelt. Wie immer bekam meine Mutter von meinem Protest wenig bis gar nichts mit, stattdessen wurde ihr Blick weich, ja fast schon wehleidig. Ich wusste, was nun kommen würde, und wappnete mich innerlich.

»Weißt du, Luca, wenn du nur ein bisschen … vielleicht einmal die Woche irgendwas, das würde doch schon einen Unterschied machen, und du würdest sofort etwas abnehmen. Das ist doch wirklich nicht so schwer.«

Ich trank den Smoothie aus der Hölle in einem Zug leer und knallte den Becher auf die Arbeitsplatte.

»Ich muss los«, sagte ich trocken und verschwand aus der Wohnung. Für den Ersatzschlüssel, den ich nur für Notfälle bei meiner Mutter deponiert hatte, musste ich einen anderen Ort finden. Ananasmatsche konnte man wirklich nicht als Notfall bezeichnen, weder für sie noch für mich. Doch seit Barbara, wie ich sie gedanklich immer nannte, wenn ich sauer war und ihr den Kosenamen verweigerte, in Rente war, reizte sie diese Notfälle für meinen Geschmack zu sehr aus. Und wenn ich am Morgen etwas noch weniger leiden konnte als Brunch mit Amelie, dann waren es die Diätparolen meiner Mutter. Allein aus Trotz würde ich mir später ein Croissant bestellen.

Unten auf der Straße warf ich einen Blick auf mein Handy. Keine Nachricht von Charles. Gut, sie hatte gerade vermutlich eine Doppelstunde. Dennoch ziepte etwas in meinem Bauch, und das war ganz sicher nicht die Ananas.

4

▷ Masterpiece – Jessie J

—

Ich hatte sie nicht direkt gesehen, da Amelie sich einen Tisch im hintersten Eck des Ladens ausgesucht hatte. Das *Daluma* war auch morgens um zehn Uhr an einem Mittwoch gut besucht, meist von Personen, die nicht nur Säfte vor sich stehen hatten, sondern auch einen Laptop. Es herrschte eine lebendige, gleichzeitig jedoch ruhige Stimmung, auch dank der sanften Grau- und Beigetöne an den Wänden und der zahlreichen Elemente aus Holz. Ich war noch nie hier gewesen, der Hype um die Saftbar in Mitte hatte mich genervt. So ging es mir immer: Wenn etwas zu populär wurde, mochte ich es schon aus Prinzip nicht – persönliche Erfahrung nicht nötig. Diese Marotte bereute ich nun, denn ich fühlte mich augenblicklich wohl hier. Der Mann hinter dem Counter lächelte mich an, und mit einem Fingerzeig gab ich ihm zu verstehen, dass ich schon erwartet wurde. Er nickte und wandte sich dem nächsten Kunden zu.

Je näher ich unserem Tisch kam, desto mehr Dinge entdeckte ich. Amelie war gut vorbereitet hierhergekommen: Ich sah einige Prints und Collagen und dazwischen unzählige Schüsseln und Teller mit Essen. Eine der Schüsseln hielt sie in der Hand, während sie eingehend den Notizblock vor sich betrachtete. Sie hatte mich noch nicht bemerkt.

»Hallo«, sagte ich schließlich, und Amelie schreckte auf. Sie stellte die Schüssel ab und stand auf.

»Gudn Morgn, enmpfuldige, if hab dif gar nich gesehen«, begrüßte sie mich. Der große Löffel Müsli, den sie sich ein paar Augenblicke zuvor in den Mund geschoben hatte, verhinderte eine klare Aussprache. Sie kaute hektisch, zuckte entschuldigend mit den Schultern und setzte sich wieder, wobei sie mit einer raschen Bewegung Platz für mich schuf. Während ich mich zu ihr setzte, spülte sie noch mit einem Schluck Kaffee nach und schenkte mir dann ein breites Lächeln. Wahnsinn, so viel Bewegungsspielraum hatte ich ihrem Gesicht gar nicht zugetraut, nachdem ihr Lächeln gestern wie gemeißelt gewirkt hatte.

»Entschuldige bitte, dass ich nicht gewartet habe, ich habe so einen Bärenhunger. Hab ich morgens immer, und ich dachte, ich nehm nur einen Löffel, um die Zeit zu überbrücken, bis du da bist, und na ja, jetzt ist die halbe Schüssel leer.« Schuldbewusst schaute sie erst zur Müslischale und dann wieder zu mir. Ich war etwas überrascht. Wer war diese Frau? Wieso sprudelten da so viele Worte aus ihr heraus, nachdem sie es gestern fertiggebracht hatte, nicht ein einziges zu sagen?

»Äh«, riss ich mich aus meinen Gedanken, »gar kein Problem. Ich glaube, ich bin sowieso etwas zu spät dran.«

»Ach, Quatsch. Möchtest du vielleicht erst mal einen Kaffee trinken, bevor wir so richtig loslegen? Den habe ich jetzt noch nicht bestellt, ich wollte nicht, dass er kalt wird. Ansonsten habe ich querbeet durch die Karte bestellt, weil ich nicht wusste, was du magst, und ich mich einfach nicht entscheiden konnte.«

Ich nickte, ging zum Counter, um mir einen Americano zu bestellen. Eine schnöde Tasse Kaffee gab's hier nicht, auch schwarzer Kaffee musste hier fancy klingen: Americano, Coldbrew, Pour over. Die Liste war lang, meine Kenntnisse darüber begrenzt, also wählte ich das, was mir bekannt vorkam. Ich nahm die Karaffe Wasser, die auf der Theke bereitstand, und schenkte mir ein Glas ein. Schon das Knistern der Folie des Tablettenblisters linderte meine Krämpfe, bildete ich mir ein – und nahm zwei Tabletten auf einmal. Anders würde dieses Meeting nicht produktiv werden. Ich leerte mein Glas und beobachtete Amelie heimlich. Irgendetwas war anders an ihr im Vergleich zu gestern. Ihr Make-up war wieder tadellos und quasi unsichtbar, ihre Haare hatte sie heute zu einem Zopf gebunden, der ebenfalls in perfekten Wellen fiel. Sie war kleiner als ich, aber größer als Charles (was auch keine Kunst war) und sehr schlank. Ein Umstand, der das geblümte Maxikleid, das sie trug, wirken ließ, als sei sie gerade aus einem TV-Spot gehüpft. Außerdem funkelte da ein Ring an ihrem Finger, der mir gestern gar nicht aufgefallen war und der eindeutig ein Verlobungsring war. Amelie sah makellos aus, wie gestern und vermutlich jeden anderen Tag der Woche. Ich nahm meinen Americano entgegen und ging zurück zum Tisch.

»Ich hab mich gestern direkt an erste Ideen gesetzt, und mir sind ein paar Sachen eingefallen. Ich weiß, ich habe gesagt, wir trinken erst einmal in Ruhe Kaffee, aber vielleicht magst du schon mal einen Blick auf die Sachen werfen, nur so nebenbei.«

Da fiel es mir auf: Amelie hatte Elan. Sie war unleugbar Feuer und Flamme und sprühte förmlich vor Energie. Diesen *Drive*, wie Magnus es wohl nennen würde, hatte sie gestern nicht an den Tag gelegt. Ich schaute mir ihre Collagen genau an. Sie hatte offenbar in verschiedenen Ausrichtungen gedacht und dazupassende Bilder gruppiert.

»Winter?«, tippte ich und zeigte auf die Bilder, die mit viel Weiß und Glitzer arbeiteten.

»Richtig«, nickte Amelie freudig. Die Idee war nahe liegend, immerhin würde die neue Linie von *UrbanGLAM* Ende des Jahres gelauncht, pünktlich zum Weihnachtsgeschäft. Ich ließ meinen Blick weiter über die Bildkompositionen schweifen.

»Okay, das hier könnte so etwas wie Lebensfreude darstellen?«, mutmaßte ich. Auf diesen Bildern waren lachende Frauen zu sehen, die Arm in Arm über eine Wiese spazierten, vor dem Eiffelturm standen oder mit einem Glas Champagner mit der Liebe ihres Lebens anstießen.

»Genau, hier wollte ich gerne weg von dieser typischen Ästhetik«, erklärte Amelie. »Dieses Kühle, unnahbar Schöne haben wir ja schon bei der Winterlinie, und deshalb wollte ich ausprobieren, was wohl passiert, wenn man das genaue Gegenteil davon macht. Was denkst du?«

Gebannt schaute sie mich an. Oje. Ich wollte nicht die erste Person sein, die ihr schlechtes Feedback gab – immerhin war sie erst seit wenigen Wochen dabei. Wenn ich sie so betrachtete, war ich mir nicht mal sicher, ob sie je schlechtes Feedback erhalten hatte. Amelie wirkte wie die fleischgewordene Disneyprinzessin, und es würde mich nicht wundern, wenn jetzt ein Reh, zwei Häschen und eine Handvoll Spatzen in das Café kämen, um sie aus der misslichen Lage zu retten. Denn die Wahrheit war: Ich fand ihre Ideen *okay*. Die Looks würden funktionieren, aber was blieb davon am Ende hängen?

»Also«, begann ich. Füllwörter waren nützlich, wenn man Zeit schinden wollte, während man noch auf der Suche nach der richtigen Antwort war.

»Es gefällt dir nicht, oder?«, sagte Amelie. Zu meiner Überraschung klang es weder eingeschnappt noch verletzt oder gar abwehrend.

»Doch, das schon. Es ist in der jeweiligen Ästhetik und Logik schlüssig, aber es ist …«

»Langweilig.«

»So würde ich das nicht ausdrücken. Aber ja, so was hat man schon oft gesehen. Und ich denke, dass *UrbanGLAM* mehr kann und auch mehr ist.«

Puh, gerettet. Worte waren wirklich mein Steckenpferd.

Amelies Augen leuchteten auf.

»Du hast ja SO recht!« Sie räumte alle Teller und Schüsseln beiseite. Ich linste nach dem Toast mit Avocado, den sie gerade auf den benachbarten Tisch stellte. Im Gegensatz zu Amelie, die ihr Müsli inzwischen zu Ende gegessen hatte, war ich noch gar nicht dazu gekommen, etwas von dem sehr farbenfrohen Essen zu probieren, das sie bestellt hatte. Das Shakshuka war noch unberührt und ebenso der Salat.

Ich hatte keine Ahnung, ob darin mehr Grünzeug oder Obst war, aber es sah ganz fantastisch aus. Ich hatte ja nicht grundsätzlich etwas gegen Obst und Gemüse. Nur in pürierter Form und zwangsweise verabreicht, mochte ich es einfach nicht.

Von der Sitzbank aus griff Amelie eine Papierrolle, die sie nun auf der freigeräumten Fläche ausbreitete. Mit einem zweiten Griff beförderte sie ein paar bunte Eddings auf den Tisch.

»Was wird das?«, fragte ich irritiert.

»Unsere Mindmap«, antwortete Amelie stolz. Ihr letzter Design Thinking Workshop war sicher noch nicht lange her. »Was genau hat dich an den bisherigen Ideen gestört?«

»Willst du das wirklich wissen?«, fragte ich verwirrt. Amelie nickte eifrig und griff nach dem Teller mit dem Shakshuka.

»Willst du davon etwas?«

Ich schüttelte den Kopf.

»Du bist bestimmt eine von diesen Personen, die kein Frühstück brauchen, oder? Ich kann das nicht, ich muss morgens vernünftig essen, sonst bin ich zu gar nichts zu gebrauchen.«

»Sehe ich etwa so aus?«, fragte ich in dem dezent schnippischen Ton, der sich bei mir ganz automatisch einstellte, wenn es um Fragen zu Körper oder Essen ging.

»Nein, wieso?«

Mit ihrer Antwort überraschte mich Amelie aufs Neue. Nicht ein Hauch von Argwohn oder Spitzfindigkeit war darin zu hören. Sie wusste einfach nicht, wieso ich diese

Frage gestellt hatte. Das war eine Art der Naivität, der man selten begegnete, und ich fand sie seltsam rührend.

»Also, an deinen Ideen war ja nichts verkehrt. Was mich daran einfach stört, ist das Generische. Es ist die Art von Beauty und Schönheit, die man erwartet. Da passiert nichts Überraschendes.«

Amelie notierte sich alles.

»Wenn wir dazu noch so Claims nehmen wie ›*The beauty of live is just love*‹ und das Gesicht der Kampagne Bella Hadid wird, die sich ihr extravagantes Aussehen zusammenoperiert hat, dann sind wir wie alle anderen. Gesprenkelt mit einer Prise Selbstliebe, und ab geht die Kampagne. Ich glaube aber, dass wir hier die Möglichkeit haben, etwas wirklich Echtes und Authentisches zu machen. Und nicht nur Feminismus für die Kasse.«

»Oh Gott, ja«, rief Amelie überraschend laut und begann zu lachen. Sie hatte meinen dezenten Hinweis also verstanden.

»Magnus geht wirklich gar nicht, ich bin so froh, dass er nicht eng mit uns zusammenarbeiten will, sondern wir ihm unsere Ideen einfach nur vorstellen müssen.« Sie schob sich eine Gabel des israelischen Frühstücksklassikers in den Mund und riss plötzlich erschrocken die Augen auf.

»Entschuldige, das war unprofessionell. Bitte vergiss, was ich gerade gesagt habe«, sagte sie und sprach zum zweiten Mal mit offenem Mund. Ihre Disneyfassade bröckelte immer weiter, je länger ich mit ihr zusammensaß.

Ich tat das mit einer Geste ab und war insgeheim froh darüber, dass sie ihren Vorgesetzten als ähnlich unmöglich wahrnahm wie ich. Endlich griff ich mir den Teller mit Avocadotoast vom Nachbartisch und biss beherzt rein.

»Was hältst du davon«, fragte ich mit ebenso vollem Mund, »wenn wir Originalität als Kernbotschaft nehmen?«

5

▷ Video – India.Arie

—

Es war zwar ungewöhnlich, aber durchaus im Rahmen des Möglichen, dass Charles einfach vergessen hatte, auf meine Nachricht zu antworten. Ich hatte den ganzen Vormittag an dem Konzept für *UrbanGLAM* gearbeitet und mein Handy absichtlich im Schlafzimmer deponiert. So konnte ich nicht ständig dem Drang nachgeben zu schauen, ob Charles sich endlich gemeldet hatte. Als es endlich Mittag wurde und ich mir die Erlaubnis gab, hechtete ich zu meinem Telefon und entsperrte das Display. Nichts. Das Gefühl, das aufkam, war vergleichbar mit der Enttäuschung, die man früher erlebte, als man mit seinem ersten Nokia 3310 auf dem Bett saß und den Ton einer eingegangenen SMS hörte. Natürlich war es nie der heimliche Schwarm aus der Parallelklasse, es war noch nicht mal die beste Freundin. Es war immer nur eine Werbe-SMS für das Jamba Spar-Abo.

Ich schrieb eine neue Nachricht an Charles, in der ich sie an das Angebot der gebratenen Wan Tans erinnerte. Die konnte sie eigentlich nie ablehnen. Ich schlug direkt den heutigen Abend vor, da ich wusste, dass Charles donnerstags für gewöhnlich keine Pläne hatte, und erhöhte meinen Einsatz noch, indem ich anbot, sie mit dem Auto abzuholen. Feierabendverkehr in Berlin war zwar ätzend, aber mit der besten Freundin bei heruntergelassenen Fenstern die One-Hit-Wonder aus dem Radio mitzugrölen, während man sich gemächlich nur durch die Stadt schob, war ein Happening. Natürlich hatte ich kein eigenes Auto, aber diese Wiedergutmachung war mir die Rechnung des Carsharings wert.

Bevor ich aber weiter an gefüllte Teigtaschen und Jon Bon Jovi denken konnte, stand ein anderer Punkt auf meiner Tagesordnung. Einer, der mir so sehr widerstrebte, dass ich ihn am liebsten übersprungen hätte. Aber mit dem Staat wollte ich mich dann doch nur ungern anlegen. Die Mail einer gewissen Noël mit Tag und Uhrzeit, zu der ich für meine ersten Sozialstunden kommen sollte, hatte mich noch am Abend des Verhandlungstags erreicht und meine Strafe sehr real werden lassen. Ich stieg also auf mein Fahrrad, um die kurze Strecke übers Tempelhofer Feld zum Jugendklub Kreuzberg zurückzulegen. Wieso mir die Richterin die Sozialstunden ausgerechnet in einem Jugendklub aufgebrummt hatte, war mir ein Rätsel. Wenn mir etwas ähnlich gut lag wie aufdringliche Männer in Bars, dann waren das Kinder und Jugendliche. Ich verstand sie nicht. Und ich mochte sie nicht. Diese Sozialstunden waren eine Strafe in doppelter Hinsicht.

Ich rollte auf den Hof, der von einem Spielplatz auf der linken, einem Sportplatz auf der rechten Seite und dem Jugendhaus auf der gegenüberliegenden Seite umgeben war. Vielleicht könnte ich während meiner Zeit hier diese Betonplatte von Hof begrünen, überlegte ich, während ich mein Fahrrad unter dem einzigen Baum abschloss. Sah das alles trostlos aus hier! Wieso sollten Kinder hier freiwillig ihre Nachmittage verbringen? Oh Gott, nicht dass ich so etwas wie Hausaufgabenbetreuung übernehmen sollte. Unter Garantie würden die Kinder am nächsten Tag mit schlechteren Ergebnissen in die Schule gehen.

Ich verließ den Schatten des Baumes und lief auf das Jugendhaus zu, dessen Fassade vermutlich einmal in einheitlichem Rot gestrichen worden war. Durch die Sonne und einzelne Nachbesserungen war es nun ein buntes Potpourri aus allen Nuancen zwischen verblichenem Rosa und kräftigem Rot. Auf der Betonplatte staute sich die Hitze so sehr, dass ich überlegte, dieser Noël direkt vorzuschlagen, ob wir mit den Kindern nicht Spiegeleier draußen braten wollten. So Bear-Grylls-mäßig direkt auf dem Asphalt. Noël war wohl meine Ansprechpartnerin hier, aber bisher sah ich noch keine erwachsene Person. Eigentlich war hier niemand, weder auf dem Sportplatz noch auf dem Spielplatz. Lediglich unter dem Sonnensegel, das vor dem Eingang des Jugendhauses gespannt war, saßen vier Mädchen. Ich hatte keine Ahnung von allem, was jünger als fünfundzwanzig Jahre alt war, aber ich schätzte sie so auf zwölf. Drei der Mädchen saßen auf einer Bank und lehnten mit dem Rücken gegen die Hauswand. Das vierte stand etwas abseits. Schon von hier aus konnte ich seine Unentschlossenheit wahrnehmen, ob es sich zu den Mädchen auf die Bank setzen oder doch lieber von ihnen weggehen wollte. Unauffällig beobachtete ich die kleine Szene.

»Dalia, du siehst voll fett aus in dem Top«, hörte ich das Mädchen sagen, das in der Mitte saß. Ganz klar, sie war die Anführerin der kleinen Gang. Dalia war demnach das Mädchen, das unsicher neben ihnen stand. Sie war klein, hatte die dunklen Locken in zwei seitliche Zöpfe gebunden und wirkte im Gegensatz zu den anderen Mädchen noch kindlich. Ich erkannte sofort, was da vor sich ging. Nicht, weil ich Kinder verstand, sondern weil ich selbst mal eines gewesen war.

Ich vermutete, dass alle vier im selben Alter waren, Dalia war aber mehr Kind als Teenager. Und Dalia war dick. Die drei Mädchen hänselten Dalia für ihr Aussehen und nutzen es aus, dass Dalia unbedingt mit ihnen befreundet sein wollte und deshalb immer wieder zu ihnen kam, sich mit jeder kleinen Aufmerksamkeit locken ließ.

»Hey«, sagte ich schroff und richtete meinen bohrenden Blick auf das Mädchen in der Mitte. Ihre Freundinnen links und rechts zuckten zusammen und schauten mich schüchtern an.

»Wo finde ich Noël?«

Das Mädchen in der Mitte zuckte mit den Schultern, schaute weg und ignorierte mich. Mein autoritärer Auftritt klappte super.

»Drinnen«, antwortete Dalia stattdessen.

»Danke dir«, sagte ich und warf der Kleinen ein extra aufmunterndes Lächeln zu. Es sollte ausdrücken, dass sie diesen Mädchen irgendwann entwachsen und richtige Freundinnen finden würde. Ob die Botschaft bei Dalia ankam, konnte ich nicht sagen.

Ich drückte die Tür auf, und augenblicklich entfuhr mir ein erleichtertes Seufzen. Im Flur des Jugendhauses war es deutlich kühler als draußen. Sollte der Spätsommer so heiß bleiben, wäre das wenigstens etwas, das man unter *Vorteil von Sozialstunden in einem Jugendhaus* verbuchen konnte.

»Noël?«, rief ich in den verwaisten Flur, doch niemand antwortete. Ich ging den Flur entlang, öffnete die erste Tür zur Rechten, hinter der sich eine Küche befand. Niemand war dort. Weiter über den Flur, die nächste Tür, dieses Mal auf der linken Seite, die zum Büro führte, wenn ich die Dokumente, den Schreibtisch und den uralten Computer darauf richtig deutete. Als ich mich überzeugt hatte, dass auch hier keine Noël zu finden war, ging ich rückwärts aus dem Büro und zog die Tür wieder zu. Als Nächstes stand ich in einem großen Aufenthaltsraum mit Tischen und Stühlen, einem Tischkicker und einer Theke darin, die mich stark an das Jugendcafé erinnerten, das es damals an meiner Schule gegeben hatte. Aber auch hier war es menschenleer. Als Nächstes fand ich eine kleine Bibliothek, einen Raum, der wie eine Speisekammer aussah, und prallte erschrocken zurück, als ich die nächste Tür öffnete. Hinter ihr befand sich ein Lager, aber eigentlich befand sich dort nur Chaos. Ich würde hier definitiv Ordnung reinbringen müssen. Während ich weiter die mysteriöse Frau suchte, machte ich mir mental eine Liste mit Dingen, die zu tun waren. Bestimmt freute sich Noël über diesen proaktiven Ansatz. Wie die meisten Sozialarbeiterinnen hatte sie mit Sicherheit alle Hände voll zu tun und war nicht scharf darauf, sich auch noch um eine Schwerverbrecherin wie mich kümmern zu müssen. Ich folgte weiter dem Flur, der nun nach links um die Ecke führte, wo er überraschenderweise in einer Art Sporthalle mündete. Sie war nicht sehr hoch und auf den ersten Blick auch kleiner als gewöhnlich, aber hell und mit dem typischen grünen Linoleumboden ausgelegt, dessen Markierungen in Weiß, Gelb und Rot vermutlich kein Mensch wirklich durchblickte. Es war eine Art Parcours aufgebaut, in der einen Ecke stand ein Trampolin, das von einer großen blauen Matte gerahmt wurde, einige Meter weiter sah ich einen Barren und einige Turnbänke. Dazwischen markierten Hütchen den Weg von einem Gerät zum nächsten. Während ich die Bilder aus vergangenen Schulsportzeiten verdrängte, kam ein Mann mit einigen Gymnastikbändern in der Hand aus dem kleinen Geräteraum am anderen Ende der Halle. Vielleicht noch jemand, der Sozialstunden aufgebrummt bekommen hatte?

»Entschuldige«, rief ich ihm durch die Halle zu, »weißt du, wo ich Noël finde?«

Er schaute auf und lächelte mich an. »Ja, hier.«

Irritiert schaute ich mich um. Außer uns war schließlich niemand da.

Der Mann legte die Gymnastikbänder auf dem Boden ab, wohl eine weitere Station des Parcours, und kam mit schnellen Schritten auf mich zu. Er wurde immer größer, und als er vor mir zum Stehen kam, musste ich nach oben schauen, um seinen Blick zu treffen. Er sah unverschämt gut aus. War etwa doch etwas dran, dass Straftäter von einem bestimmten Charme umgeben wurden? Und wenn dem so war, umgab er mich dann auch?

»Du musst Luca sein«, sprach der Mann weiter und hielt mir seine Hand hin.

»Ja, genau«, antwortete ich und schüttelte die dargebotene Hand. »Ich soll mich bei Noël melden, aber ich kann sie nirgends finden. Kannst du mir sagen, wo sie ist?«

Die Miene meines Gegenübers versteinerte für einen Augenblick. Dann zuckte sein unteres Augenlid, und ein lautes Lachen brach aus ihm hervor.

»Wow«, schniefte er, »das ist mir auch noch nie passiert. Ich bin Noël.«

»Oh«, antwortete ich perplex, dann sickerte die Erkenntnis endgültig ein. »Ohhhhhhhhhh«, entfuhr es mir ein zweites Mal. Ich spürte, wie meine Wangen erröteten. Guter erster Eindruck. Toll. »Shit, das tut mir leid.«

»Gar kein Problem«, beruhigte mich Noël, wobei sich ein Glitzern in seine Augen stahl. »Ich hoffe nur, du bist nicht allzu enttäuscht.«

Ich blinzelte überrascht. Flirtete Noël etwa mit mir? Ich war noch damit beschäftigt, die neuen Informationen einzusortieren. Bei der Person, die meine Sozialstunden abzeichnen würde, handelte es sich nicht um eine Frau, sondern um einen sehr attraktiven Mann mit dunkelblonden Haaren und blauen Augen, kantigem Kiefer, sorglosem Dreitagebart und fast schon zu perfekt trainiertem Körper.

Ich riss den Blick los. Natürlich war er gar nicht mein Typ, ich mochte es nicht, wenn sie zu *glatt* und zu perfekt wirkten. Außerdem waren mir Männer suspekt, die einen regelrechten Fetisch aus ihrem Körper machten. Mit denen konnte man eher nicht einen ganzen Sonntag auf dem Sofa lümmeln und Chips futtern. Da waren vermutlich Linsenchips das Höchste der Gefühle. Sorgfältig abgezählt, mit einem Apfel dazu. Davon abgesehen war Noël in seiner Funktion als Jugendhausmitarbeiter hier, und da hatte man nicht zu flirten.

»Natürlich nicht«, antwortete ich daher distanziert und brachte einen Schritt Abstand zwischen uns.

»Prima.« Er lächelte und musterte mich von oben bis unten. Wenn er jetzt zu einem Kommentar über mein Gewicht ansetzen würde, müsste ich vermutlich das zweite Verbrechen meines Lebens begehen. Körperverletzung wäre dann noch die glimpfliche Variante.

»Also wie eine Schwerverbrecherin siehst du aber auch nicht aus«, sagte er stattdessen. »Wie kommt es, dass du Sozialstunden ableisten muss?«

»Körperverletzung«, antwortete ich knapp und verschränkte die Arme vor der Brust. Ich hatte keine große Lust, darüber zu sprechen.

Doch Noël ignorierte meine Körpersprache.

»Das habe ich gelesen. Aber was ist passiert?«

»Ich habe einem Mann eine reingehauen.«

»Hatte er es verdient?«

»Absolut.«

»Also muss ich bei dir keine Sorgen haben, dass du vorhast, meine Kids in die Kriminalität zu ziehen.«

»Oh Gott, nein, ich will eigentlich gar nichts mit ihnen zu tun haben!«, rief ich aus und bemerkte zu spät, was ich da sagte.

»Das wird schwierig, immerhin sind wir hier in einem

Jugendhaus«, antwortete Noël trocken, doch einen Moment später klang seine Stimme wieder freundlicher. »Ich zeige dir erst mal alles.« Er warf einen Blick auf seine Uhr – natürlich eine Smartwatch, stellte ich fest. Bestimmt lief er abends manchmal noch tausend Schritte in seinem Wohnzimmer, wenn er seine Kreise noch nicht geschlossen hatte. »Wir haben noch zehn Minuten, bevor hier die Türen aufgehen. Dann ist es vorbei mit der Ruhe.«

»Also da draußen herrscht gähnende Leere«, sagte ich und deutete mit dem Daumen über meine Schulter. Irgendwo dort vermutete ich den Hof.

Noël nickte.

»Die meisten sind gerade noch beim Mittagessen und kommen dann im Anschluss. Und dann ist die Hütte auch voll.«

»Muss ich Hausaufgabenbetreuung machen?«, fragte ich Noël geradeheraus und folgte ihm aus der Halle zurück in den Gebäudetrakt.

»Ha, nein, keine Sorge. Das liegt nicht in unserem Aufgabenbereich. Wir sind dafür da, die Freizeit der Kinder und Teenies vielfältig und pädagogisch wertvoll zu gestalten. Ich sag ja gerne, wir bringen ihnen die Dinge abseits des Lehrplans bei und ohne, dass sie es mitbekommen.«

Ich schaute Noël fragend an.

»Na ja, soziale Kompetenzen zum Beispiel«, reagierte er. »Und wir sind Ansprechpartner außerhalb von zu Hause und der Schule für sie.«

»Sie kommen also mit ihren Problemen hierher?«, fragte ich und wollte die Antwort darauf vielleicht gar nicht wissen.

Ich hatte mich getäuscht, und Hausaufgabenbetreuung war bei Weitem nicht der schlimmste Aspekt an meiner Zeit hier. Wir waren in dem großen Aufenthaltsraum angekommen, und Noël setzte sich auf einen der Barhocker an der Theke. »Wenn wir Glück haben, ja.«

»Glück?!« Ich setzte mich auf den Hocker neben ihn.

»Weil sie uns dann vertrauen und sich öffnen. Ich sehe schon, Kinder sind nicht so dein Thema.«

Ich seufzte. »Tut mir leid, ich weiß auch wirklich nicht, wieso man mir ausgerechnet diese Einrichtung zugewiesen hat.«

Noël lachte auf. »Oh, ich weiß das schon. Weil ich hier weitestgehend allein bin und mich immer über Unterstützung freue. Na ja, ich bin sogar darauf angewiesen, wenn ich ehrlich bin.«

»Du arbeitest hier also öfter mit Verbrechern wie mir?«

»Wann immer ich jemanden geschickt bekomme. Und das Amtsgericht Kreuzberg und ich sind definitiv so«, mit einem schiefen Grinsen überkreuzte er Zeige- und Mittelfinger seiner rechten Hand, »aber meistens sind die Leute, die hierherkommen, eher selbst noch Jugendliche. Die verbüßen hier dann so etwas wie ihr unfreiwilliges soziales Jahr.«

Er warf einen erneuten Blick auf die Uhr und klatschte dann in bester deutscher Manier in die Hände. Die Plauderstunde war vorbei.

»So, viel Zeit für Einweisung bleibt jetzt leider nicht. Ich möchte, dass du die Theke heute übernimmst.«

Bevor ich reagieren konnte, war Noël von seinem Hocker aufgesprungen und um die kleine Bar herumgegangen.

»Komm her«, sagte er, und als ich neben ihm stand, zog er die einzelnen Kühlschränke, Schubladen und Schränke unter der Arbeitsfläche auf. »Hier sind kühle Getränke, Besteck und Geschirr. Das wirst du vermutlich nicht brauchen, Gläser und Tassen hingegen sind im Regal hinter dir.«

Wir drehten uns um. In dem hellblau lackierten Regal standen die unterschiedlichsten Gefäße. Eine Efeutute, deren Blätter zu beiden Seiten herabwuchsen, thronte auf dem Regal. Schon die eine Pflanze machte den Raum wohnlicher. Vielleicht sollte ich das Projekt »Hof begrünen« doch in Angriff nehmen, solange ich hier war. Dann wäre meine Zeit wenigstens nicht verschwendet.

»Es gibt auch Eis«, sagte Noël und zeigte auf die Eistruhe rechts neben dem Regal. »Die Preisliste klebt auf der Arbeitsfläche. Wenn ein Kind kein Geld dabeihat, bekommt es natürlich trotzdem etwas – wir bitten dann einfach um Mithilfe. Die Spülmaschine einzuräumen beispielsweise.«

Ich nickte und versuchte, mir alle Informationen zu merken.

»Und wo bist du?«, fragte ich ihn.

»Ich bin in der Sporthalle drüben und mache mit den Kids einen Abenteuer-Parcours.«

»Sport? Bei der Hitze?« Ich war skeptisch. Allein die Fahrt hierher mit dem Fahrrad hatte für ein kleines Rinnsal an meinem Rücken gereicht.

»Das macht so viel Spaß, man merkt gar nicht, dass man gerade Sport macht.«

Ja, na klar. Dieser Sportjunkie konnte natürlich nichts anderes sagen.

»Außerdem haben in den letzten Wochen in den Schulen diese dämlichen Bundesjugendspiele stattgefunden.«

»Dämlich?«

»Weil die Kinder da bewertet werden, und das killt doch jede Freude an Bewegung. Vor allem bei denen, die nicht von sich aus einen großen Bewegungsdrang haben und eh schon supersportlich sind, ist das eine komplett negative Erfahrung. Danach hat niemand mehr Bock auf Sport.«

Irgendwie kam mir das bekannt vor.

»Jedenfalls will ich diesen Schaden hier wiedergutmachen. Wir machen den Abenteuer-Parcours einfach nur zum Spaß. Natürlich sollen sie sich auch anstrengen, aber nicht, um Beste oder Erster zu werden. Sondern weil es toll ist, sich selbst herauszufordern und man stolz auf sich selbst und die eigene Leistung sein kann. Und auf die der Gruppe. Ganz ohne sich mit anderen in einem Wettkampf zu messen.«

Noëls leidenschaftliche Rede – anders konnte man das wirklich nicht nennen – wurde jäh durch das Geräusch von Schritten im Flur unterbrochen. Noël blickte in Richtung Eingang und lächelte.

»Los geht's«, murmelte er und drehte sich zu mir. »Bist du bereit?«

Doch noch bevor ich Nein sagen konnte, verließ er den Bereich hinter der Bar und passte die Kinder ab, die gerade in den Aufenthaltsraum strömten.

»Alle kommen immer erst mal in den Aufenthaltsraum, sie werden sich auch bei dir an- und abmelden«, erklärte mir Noël, bevor er sich zu der Schar Kinder wandte. »Leute, heute machen wir die Bundesjugendhausspiele, und ich schwöre euch, das wird super. Ab in die Sporthalle mit euch!«

Einige der Kids jubelten und rannten zurück auf den Flur, anderen sprang die Euphorie nicht ganz so offensichtlich aus jeder Zelle, und sie gingen eher gemütlich.

»Vergesst nicht, die Schuhe an der Tür zur Sporthalle auszuziehen«, rief Noël ihnen noch hinterher, wobei er offensichtlich wusste, dass die Nachricht nicht angekommen war. Er klopfte im Rausgehen mit den Fingerknöcheln auf die Theke – die gestische Übersetzung des Wörtchens »so« – und joggte Richtung Sporthalle los. Ja, er joggte. Wieso tat er das? Konnte er nicht einfach gehen wie ein normaler Mensch? Musste jeder Meter genutzt werden, um eine Sporteinheit daraus zu machen? Er schien ja ganz gut mit den Kindern umgehen zu können, aber affektiert war er dennoch.

Immerhin hatte ich nun meine Ruhe, denn wie der Rattenfänger von Hameln hatte Noël es geschafft, die ganze Truppe in die Sporthalle zu locken. Ich war zugegebenermaßen überrascht. Wieso hingen sie nicht stundenlang vor irgendeinem Bildschirm – sei es der Fernseher, der Computerbildschirm oder das Smartphone. Wenigstens ein Jugendmagazin oder ein Buch, das wäre ja auch noch in Ordnung gewesen. Aber Sport? Freiwillig?

»Tss«, machte ich, um den Gedankengang abzuschließen, und nahm ein Glas aus dem Regal. Im Kühlschrank hatte ich eine Flasche mit Apfelsaft und eine mit Johannisbeersaft gesehen. Genau die Kombination, nach der es mich dürstete. Am Rand der Arbeitsfläche stand ein Wassersprudler. Ich füllte die Flasche mit Leitungswasser und gab mit zwei Pumpstößen ordentlich Kohlensäure bei. Ich hatte keine Ahnung von Jugendhäusern, aber dieses hier schien wirklich gut ausgestattet zu sein. Allein die Geräte in der Sporthalle.

Ich trank einen großen Schluck und studierte die Preisliste. Eine große Saftschorle, wie ich sie gerade trank, kostete fünfzig Cent. Da konnte man sich ja richtig einen hinter die Binde kippen.

»Entschuldigung, kann ich 'ne Cola?«, hörte ich da eine Stimme.

Überrascht schaute ich auf und sah Dalia auf einem der Barhocker sitzen. Sie war mir zuvor gar nicht aufgefallen. Bis eben war ich davon überzeugt gewesen, allein hier zu sein, und nun gottfroh, dass ich den Rülpser unterdrückt hatte.

»Ähm, ich weiß gar nicht, ob es Cola gibt?«, antwortete ich ihr und öffnete erneut den Kühlschrank. Darin befanden sich lediglich Säfte und einige Tupperdosen, deren Inhalt unverschämt gesund aussah. *Meal Prep*, schoss es mir durch den Kopf. Es war ganz klar, zu wem die gehören mussten. War es nicht erstaunlich, wie schnell man jemandem Dinge und Verhaltensweisen zuordnen konnte, obwohl man die Person gar nicht kannte? Ich schaute wieder zu Dalia und schüttelte den Kopf.

»Dann ein Colaeis«, änderte sie ihre Bestellung. Ich drehte mich zur Eistruhe und zog die Abdeckung auf. Die Box mit Wassereis lag ganz oben auf, randvoll mit pinken, grünen und braunen Packungen. Ich nahm eine der braunen und reichte sie Dalia über die Theke. Ein erneuter Blick auf die Preisliste ließ mich aber ratlos zurück.

»Das Eis kostet nichts«, half mir das Mädchen an der Theke weiter. »Jeder darf eins haben.«

»Ah, okay«, sagte ich und lehnte mich gegen die Eistruhe. Friedvolles Schweigen legte sich über den Raum.

Dann wurde es unangenehm. Denn während Dalia auf ihrem Hocker saß und zufrieden ihr Eis aß, ließ sie mich nicht aus dem Blick. Sie starrte mich regelrecht an. Ich fühlte mich mit einem Mal wie auf dem Präsentierteller, wurde unruhig und spielte nervös an meinen Fingern herum. Ich hatte keine Aufgabe und somit keine Möglichkeit, mich abzulenken. *Staub wischen kann man immer*, kam mir die Stimme meiner Mutter in den Sinn. Ich war selten dankbar für ihre Ratschläge, jetzt gerade fühlte ich nichts als Dankbarkeit. Ich griff nach dem Lappen, der zum Trocknen über den Wasserhahn gehängt worden war, und machte ihn nass. Zuerst wischte ich über die Arbeitsflächen, hob alle Geräte, Schalen und was sonst noch so rumstand, an und achtete penibel darauf, auch den kleinsten Krümel zu erwischen. Dass Dalia dieses Schauspiel weiter beobachtete, entging mir dennoch nicht. War diese Situation für sie nicht genauso unangenehm?

»Und warum bist du hier?«, fragte sie schließlich.

»Ich helfe hier aus«, antwortete ich, während ich die Gläser aus dem Regal räumte.

»Ja, aber warum? Arbeitest du jetzt hier, oder bist du ein Knacki?« Bei dem letzten Wort kicherte Dalia, als hätte sie etwas Verbotenes gesagt.

»Also ein Knacki nicht. Aber so mit einem Fuß im Knast bin ich schon.« Ich stellte zwei Gläser auf der Arbeitsfläche ab und grinste Dalia verschwörerisch an.

Sie kicherte wieder, und ihre kindliche Begeisterung war offensichtlich: Ihre Augen leuchteten voller Neugier, ihre Backen waren vor Aufregung gerötet. Dieses Mädchen war noch ganz in ihrer kindlichen Welt zu Hause, und die könnte so unbeschwert sein, wenn die anderen Mädchen nicht wären. Ich schüttelte den Gedanken ab.

»Hey, wieso bist du nicht mit den anderen in der Halle?«, fragte ich sie.

»Keine Lust«, antwortete Dalia und saugte das letzte bisschen Farbstoff aus ihrem Wassereis.

»Du willst bestimmt nicht versehentlich dein schönes Top schmutzig machen.« Ich sagte es beiläufig, während ich mir wieder den Lappen genommen hatte und das erste Fach des Regals wischte.

»Nee, in dem Top seh ich fett aus«, antwortete sie tonlos.

Abrupt drehte ich mich um.

»Das ist nicht wahr!« Meine Worte hatten eine Dringlichkeit, die ich noch mit meinem auf Dalia gerichteten Zeigefinger unterstrich. Ich wusste, dass man nicht mit dem Finger auf andere zeigte, aber ich wollte diese Überzeugung am liebsten direkt in ihr Gehirn bohren.

»Aber Selma hat das gesagt.«

»Und Selma hat immer recht?«, fragte ich sie. Wer hätte gedacht, dass ich mich einmal am sprachlichen Repertoire meiner Mutter bedienen würde?

Selma war also die Anführerin des kleinen Dreiergespanns, das vorhin auf der Bank gesessen hatte. Dalia zuckte unbestimmt mit den Schultern.

»Wenn dem so ist, hat Selma bestimmt nur Einsen in der Schule«, sprach ich weiter. Ich überraschte mich nicht nur mit dem Vokabular meiner Mutter, sondern auch mit dem unerwarteten und starken Wunsch, diesem Mädchen zu helfen.

»Nee«, nuschelte Dalia.

»Siehste. Und wer in Mathe nix kann, der hat von Mode wahrscheinlich auch keine Ahnung!«

Gut, ein Kind als dumm zu bezeichnen, fiel vermutlich nicht unter pädagogisches Feingefühl. Aber das Lächeln kehrte zurück auf Dalias Gesicht, und das war es mir wert.

»Dalia, ich finde dein Top wunderschön, und es steht dir wirklich gut. Und mir musst du glauben. Ich bin eine Erwachsene, und bekanntermaßen haben wir ja immer recht.«

Ich zwinkerte ihr zu und wandte mich wieder meinen Regalbrettern zu. Im Augenwinkel konnte ich dennoch sehen, wie sehr das Mädchen sich über dieses kleine Kompliment freute. Mein Handy vibrierte. Charles oder Jamba Spar-Abo, mehr Möglichkeiten gab es wohl nicht. Ich zog es aus meiner Hosentasche und las erleichtert Charles' Namen auf dem Display. Na endlich, sie hatte geantwortet.

Bin raus, hab heute keine Zeit. C

Was war das denn? Das war keine Absage. In diesen sechs Worten stand eine ganz andere Nachricht, und es war meine Aufgabe, sie zu finden. Denn selbst wenn Charles heute wirklich keine Zeit haben sollte, hätte sie zumindest die Wörter »leider« oder »schade« geschrieben und definitiv einen anderen Tag vorgeschlagen. Ich meine: gebratene Wan Tans?! Nein, hier lag etwas im Argen, und dummerweise hatte ich nicht den Hauch einer Ahnung, was es sein könnte. Sollte ich sie mit meiner schlechten Laune am Dienstag so ernsthaft gekränkt haben, dass sie auch heute noch sauer auf mich war? Wir hatten uns ja nicht mal richtig gestritten! Oder war es doch etwas ganz anderes? Ich wollte jetzt wissen, was mit ihr los war. Doch ich kannte meine beste Freundin auch: Wenn sie zumachte, dann brachte kein Nachfragen oder Nachbohren etwas – sie hielt dicht. Immer genau so lange, bis sie bereit war zu erzählen. Mir bleib also nichts anderes übrig, als meinen Aktionismus im Zaum zu halten, was in einem rastlosen Abend auf meinem Sofa münden würde. Denn natürlich würde ich nicht aufhören können, darüber nachzudenken, wieso meine beste Freundin, die so offensichtlich ein Problem hatte, lieber schmollte und mich ignorierte, anstatt mit mir darüber zu sprechen. Klasse, da wurde ich direkt wieder wütend. Glücklicherweise hatte dieses Regal noch einige Bretter, die dringend vom Staub befreit werden mussten.

6

▷ Phenomenal – Janelle Monáe, Doechii

—

»Wenn wir uns jede Woche hier treffen, muss ich nächste Woche Insolvenz anmelden.«

Ich legte meinen Rucksack auf dem Tisch ab, den Amelie heute nicht mit allen Frühstücksgerichten der Karte übersät hatte, und ließ mich auf den Platz ihr gegenüber fallen. Vermutlich war sie ein Gewohnheitstier, denn sie hatte wieder denselben Tisch wie bei unserem ersten Treffen im Daluma ausgesucht. Dafür sprach ebenfalls, dass sie auch heute Morgen den Spinat-Sanddorn-Saft schlürfte – mit einer Hingabe, die ich nicht nachvollziehen konnte.

»Sorry, ich hatte eigentlich geplant, dass wir uns einfach im Büro treffen. Doch dann hat Magnus im letzten Moment meinen gebuchten Konfi okkupiert.« Sie versuchte, mit einem Lächeln die Verärgerung über diese Rücksichtslosigkeit abzuschwächen, doch es gelang ihr nicht. Ich sah hinter die hochgezogenen Mundwinkel, so wie vermutlich jede Frau. Und dass sie von Magnus berechtigterweise nicht viel hielt, war mir bei unserem letzten Treffen schon aufgefallen. Amelie war keine Person, mit der ich schnell warm wurde.

Aber ein gemeinsamer Gegner schweißte ganz automatisch zusammen.

»Ansonsten mieten wir uns nächste Woche in einen Coworking-Space ein. Oder du schickst Nele vor, dass sie mit Magnus spricht. Immerhin ist sie deine Seniorin und damit auf gewisse Art für dich verantwortlich«, sagte ich.

»Hmm«, antwortete Amelie und hatte recht. Mehr ungefragte Ratschläge musste ich ihr nicht geben. Ich zog meinen Laptop aus dem Fach im Rucksack und klappte ihn auf. Die junge Frau mit den kurz geschorenen Haaren, bei der ich beim Reinkommen einen Kaffee bestellt hatte, kam an unseren Tisch, stellte ihn ab und verschwand mit einem Lächeln wieder. Das war ein großes Plus an diesem Laden. Die Menschen, die hier arbeiteten, wussten, dass ein Großteil ihrer Gäste ebenfalls arbeitete, und hielten sie deshalb nicht ständig mit Nachfragen, ob alles recht sei, ob es noch was sein dürfte oder ob sie ihnen mal die Tagesspecials aufzählen sollten, davon ab. Andere Menschen würden diesen Service wohl vermissen, ich fand es hervorragend und nahm mir vor, allein dafür einen Euro zusätzlich Trinkgeld zu geben.

»Das wollte ich dich letztes Mal schon fragen: Ist dir das nicht zu stark?«, fragte Amelie und zeigte auf meine Tasse.

»Genau deshalb trinke ich es ja. Warte, ich setze mich auf deine Seite, so kannst du ja gar nicht mit in den Laptop schauen.«

Ich stand auf und kam auf ihre Seite. Doch bevor ich mich neben Amelie auf die Bank setzen konnte, musste ich den Tisch ein Stück von der Bank wegschieben. Ich hasste diese Momente, sie erinnerten mich immer daran, dass ich *zu groß* war. Ganz egal, wie ich mich fühlte, für meine Umwelt war ich zu groß. Dass ein gazellenartiges Wesen wie Amelie in diesem Spalt mit lässig angezogenen Beinen saß, half meinem eigenen Körperbild nicht gerade. Ich hoffte, dass meine Maske besser war als ihre und sie mir meinen Trigger gerade nicht anmerkte.

»Okay, dann wollen wir mal«, sagte ich mehr zu mir als zu ihr. »Ich habe konzeptionell weitergearbeitet und dachte mir, dass es gut wäre, wenn wir schon frühzeitig festlegen, welche Medien und Auslegungen wir haben wollen.«

Amelie nickte eifrig und bekam wieder diesen enthusiastischen Glow wie bei unserem letzten Meeting. Die Frau leuchtete förmlich von innen. Unerträglich. Ich hingegen hatte meine Periode gerade so mit Ach und Krach überstanden und freute mich darüber, dass das Blut langsam auch wieder in meinen Kopf zurückfloss und ich Lord Voldemort nicht mehr zum Verwechseln ähnelte. Zumindest für die nächsten 25 Tage.

»Habt ihr denn einen nachhaltigen Ansatz bei der neuen Kollektion?«

»Unsere ganze Brand ist vegan, tierversuchsfrei und nutzt so gut es geht nachhaltige Verpackungsmaterialien«, ratterte Amelie herunter.

»Würdest du sagen, das reicht, um es als USP hervorzuheben?«

Sie dachte nach und schüttelte dann den Kopf. »Ich befürchte, Nachhaltigkeit ist ein gut messbarer Unique Selling Point. Wenn wir da nur zwei oder drei Gegenfragen bekommen, kommen wir vermutlich schon ins Schlittern. Zum Kern der Kampagne würde ich es nicht machen.«

»Okay«, antwortete ich und tippte ihre Gedanken schnell in mein digitales Workboard.

»Außer, du willst das, natürlich! Also, wenn du denkst, dass das eine gute Idee sei, dann machen wir das!«

Ich schaute Amelie an und zog verwundert die Augenbrauen zusammen. »Nee, deine Argumente sind doch gut.«

Ich hielt meine Antwort absichtlich knapp, ansonsten würde ich mich in einen Monolog darüber verlieren, dass mir klar war, dass sie Juniorin war und ihr demnach Erfahrung fehlte, die ich hatte. Aber mein Job war es nicht, sie anzulernen. Wenn ich mit ihr zusammenarbeitete, dann als Partnerin. Und das war genau der Punkt, ab dem ich mich aufregen würde, überhaupt den Mund aufgemacht zu haben. Weil ich doch eigentlich ganz zufrieden war, weitestgehend alleine zu arbeiten – bis auf unsere regelmäßigen Treffen hier.

»Ich sag mal so«, sprach ich stattdessen weiter, »es wäre auch ein spannender Move, die Aspekte ›vegan‹ und ›tierversuchsfrei‹ überhaupt nicht zu erwähnen. Sondern sie als so selbstverständlich zu nehmen, dass es euch gar nicht einfällt, damit zu werben. Aber dazu gehört Mumm, und ich glaube nicht, dass Magnus dazu bereit ist.«

»Ich glaube auch nicht, dass er es verstehen würde, wenn man etwas absichtlich *nicht* erzählt.«

»Na gut, dann weiter zum nächsten Punkt«, sagte ich und steuerte auf meinem Workboard den nächsten Bereich an. Ich liebte dieses Programm, da es mir erlaubte, in einer

Welt zu arbeiten: meine Notizen zu machen, ebenso wie meine Mindmaps und Ideen festzuhalten und alles schon in rudimentäre Visuals umzusetzen. Ich war natürlich keine Designerin, mein Bereich waren Worte und Konzepte. Aber gerade bei Letzteren half es mir ungemein, mit Bildern zu arbeiten. Wenn ich beispielsweise eine Plakatkampagne entwarf, konnte ich natürlich beschreiben, wie ich mir das Design oder die Bilder vorstellte, die zum Schluss auf dem Plakat zu sehen sein würden. Das war wichtig, denn Bild und Text arbeiteten immer zusammen, man konnte sie nicht getrennt voneinander planen. Zusätzlich zu der Beschreibung meiner Ideen suchte ich schon immer passende Bilder, die beispielsweise eine Stimmung transportierten, die ich mir vorgestellt hatte. Es vereinfachte es mir, meine Ideen so zu transportieren, und tatsächlich fiel es meinen Kundinnen auch leichter, sich meine Konzepte vorzustellen. Ich vergrößerte den Bereich, den ich *Roll-outs* genannt hatte. Gemeint waren damit die unterschiedlichen Arten, wie die Kampagne nachher umgesetzt werden würde.

»Ah ja, super, an Paid Ads hatte ich auch als Erstes gedacht«, hörte ich Amelie neben mir. Sie verfolgte aufmerksam den Mauszeiger auf meinem Laptopbildschirm und las, was ich mir zu dem Bereich alles notiert hatte.

»Ich denke, es wäre nur klug. Wenn wir sowieso eine Art Imagevideo planen, dann sollten wir dieses Material unbedingt für Werbeanzeigen bei Social Media nutzen.«

»Vermutlich würde sich neben Instagram auch TikTok lohnen. Denn unsere Young Professionals sind ja noch relativ jung.«

»Nutzt du denn TikTok?«, fragte ich Amelie.

»Wieso willst du das wissen?«

»Weil du doch eine *Young Professional* und damit voll die Zielgruppe bist.«

Amelie lachte auf. »Aber maximal am äußersten Rand, ich bin auch schon fünfundzwanzig.«

Das *schon* überhörte ich geflissentlich. Stressbedingtes Augenzucken konnte ich jetzt nicht gebrauchen.

»Ich habe eine Zielgruppenanalyse gemacht«, sagte Amelie und holte ihren Laptop ebenfalls aus der Tasche neben ihr, stellte ihn auf dem Tisch ab und klappte ihn auf. Sie öffnete eine Präsentation, in der sie ihre Erkenntnisse fein säuberlich aufgearbeitet hatte. »Und ich meinte das nur halb als Scherz, denn nach meiner Analyse läuft unsere Zielgruppe mit sechsundzwanzig, maximal siebenundzwanzig Jahren schon wieder aus. Sie ist ziemlich spitz zulaufend, dafür steckt in ihr ein ungeheures Potenzial. Nicht nur, weil die Menschen eine solche Kaufkraft mitbringen, sondern weil sie zeitgleich noch in der Phase des Ausprobierens sind. Sie sind noch nicht so festgefahren, dass sie ihren Lippenstift, ihre Foundation oder ihren Haarschnitt gefunden haben. Eben, weil sie in dieser Altersspanne von einundzwanzig bis sechsundzwanzig stehen, würde ich TikTok auf jeden Fall empfehlen.«

Während ich Amelie zuhörte, hatte ich mein Handy entsperrt, um zu schauen, ob *UrbanGLAM* einen Account bei TikTok hatte.

»Allein die fünfundvierzigtausend Follower sind ein Argument für TikTok.« Ich streckte ihr mein Display hin, und

Amelie seufzte laut. »Ja, klar, man hätte auch einfach diese Zahlen checken können.«

Hatte sie das wirklich nicht gemacht? Denn eigentlich war das immer der erste Schritt, noch bevor man sich anschaute, was die Konkurrenz so tat und wie erfolgreich sie damit war. Falls sie es wirklich vergessen haben sollte, würde ihr das unter Garantie nie wieder passieren.

»Das Gute ist ja, dass wir beide quasi zum selben Ergebnis gekommen sind.«

»Lass bloß nicht Magnus wissen, dass ich zwei Tage umsonst gearbeitet habe«, sagte Amelie. Selbst in gedrückter Stimmung sah sie absolut makellos aus.

»Das war doch nicht umsonst! Amelie, ein großer Teil unseres Jobs ist ... schwafeln. Ob ich meine Kunden volllabere und sie davon überzeuge, dass ich die Beste für ihr Projekt bin, oder ob du Magnus mit schönen und vielen Worten von deinen Ideen überzeugst – am Ende geht es nie nur darum, wie gut deine Idee ist, sondern wie gut du sie präsentiert hast.«

Sie schien meine Worte einen Moment sacken zu lassen. Dann nickte sie. »Soll ich dir als Nächstes meine Moodboards für die Models zeigen und in welchem Look ich mir alles vorgestellt habe?«

7

▷ I'm Every Woman – Whitney Houston

—

»So, Frau Schmidt, dann erzählen Sie mal.«

Die Frauenärztin tippte weiter Dinge in ihren Computer, während sie mich aufforderte, ihr zu erzählen, wieso ich heute hier war. Doktor Baer war die dritte Ärztin, die ich dieses Jahr aufsuchte (und wir hatten gerade erst Spätsommer!), und ich schwankte zwischen den Polen, die Hoffnung aufzugeben und mich doch noch an sie zu klammern. Das hier war so etwas wie mein Last Call, bevor ich endgültig den Kopf in den Sand steckte und mir einfach mein Leben lang einmal im Monat Schmerztabletten einwarf wie Tic Tacs. Denn bisher hat mir kein Arzt und keine Ärztin Glauben geschenkt, wie sehr ich unter meinem Zyklus litt. Nicht nur meiner Periode, sondern meinem ganzen Zyklus.

»Na bitte!« Die Ärztin hatte aufgehört zu tippen und schaute mich an. Gut, auch hier war die Zeit wohl knapp bemessen. Das war bisher meist das erste schlechte Zeichen gewesen. Ich wusste, dass die Ärztin einen vollen Terminplan hatte. Aber sich Zeit nehmen war in meinem Fall genau das, was ich brauchte. Denn diese Hektik hatte bisher immer dazu geführt, dass mir nicht richtig zugehört wurde und mir stattdessen immer nur vorgeschlagen wurde, die Pille zu nehmen. Das führte auch dazu, dass ich meine Vorstellung – ich war ja leider schon geübt darin – inzwischen genau mit diesem Aspekt begann.

»Zuerst will ich sagen, dass die Pille für mich keine Option ist. Ich habe sie erst vor fünf Jahren abgesetzt und fühle mich seitdem viel besser. Abgesehen von den Beschwerden, die ich habe: Ich habe extreme Schmerzen während meiner Periode, ich habe starke Blutungen, stärker als meine Freundinnen, und ich bin mir sicher, dass das nicht mehr im normalen Bereich ist.«

Doktor Baer nickte und machte leise zustimmende Laute. Sie stand auf.

»Dann kommen Sie mal mit.«

Sie führte mich in den Raum, der sich an das kleine Besprechungszimmer anschloss. Dort deutete sie in die Ecke, in der eine Umkleide eingerichtet war. »Sie kennen das Spiel ja, bitte untenrum frei machen.«

Ich zog den Vorhang zu und erlaubte mir, hier ungesehen erleichtert auszuatmen. Ich zog meine weite Leinenhose und meinen Slip aus und kam wieder aus der Umkleide heraus. Es gab wirklich keinen erbärmlicheren Moment, als wenn man wie das letzte Pantoffeltierchen versuchte, einigermaßen elegant auf diesen Untersuchungsstuhl zu kraxeln, während man der Ärztin unfreiwillig seinen nackten Po ins Gesicht streckte. Ich unterdrückte ein Schaudern.

»Bitte rutschen Sie noch ein Stück vor«, sagte die Ärztin, nachdem ich endlich eine Position auf dem Stuhl gefunden hatte, die einigermaßen bequem war. Ich robbte mit meinem Gesäß nach vorne, wodurch die Papierunterlage verrutschte und meine nackte Haut quietschende Geräusche auf dem Lederimitat erzeugte. Mein Po hing halb in der Luft, und ich hatte das Gefühl, gleich vom Stuhl zu fallen.

»Perfekt«, sagte Doktor Baer. Sie platzierte meine Beine in den dafür vorgesehenen Ablagen rechts und links des Stuhls. Erst dann schob sie mein Oberteil hoch und legte ihre Hand auf meinen Unterbauch. Zwei Finger der anderen Hand führte sie in meine Vagina ein und tastete den Scheideneingang ab. Während sie mich untersuchte, schaute sie auf einen Punkt irgendwo über meinem Kopf und gab wieder ihre Mhms von sich.

Ich hingegen hatte keine Ahnung, wohin ich schauen sollte. Ihr bei der Arbeit zuschauen? Nein, das fühlte sich völlig falsch an. Ich starrte an die Decke und erinnerte mich an meinen früheren Zahnarzt. Es gab sicher Besseres, als an den Zahnarzt zu denken, während jemand untenrum alles zwischen Vagina und Bauch in die Mangel nahm, aber ich erinnerte mich, dass in seiner Praxis ein Bild an der Decke über dem Behandlungsstuhl montiert gewesen war. Es handelte sich nur um eine Landschaftsaufnahme, aber sie erfüllte ihren Zweck, da sie mir etwas gab, auf das ich mich konzentrieren konnte. Vermutlich würde schon ein farbiger Punkt an der Decke diesen Effekt haben. Doktor Baer beendete die Untersuchung und streifte sich die Handschuhe ab, um sich neue überzuziehen. Ich empfand das ganze Prozedere immer als unangenehm, doch der schlimmste Teil stand mir noch bevor. Sie nahm den Ultraschallknüppel aus der Aufhängung und gab einen ordentlichen Klecks Gleitgel darauf. Sicherlich hieß dieses technisch hochmoderne Gerät nicht Ultraschallknüppel, aber genau so fühlte es sich beim Einführen an. Der einzige Vorteil daran war, dass ich nun ganz genau wusste, wo ich hinschauen sollte – und zwar auf den Monitor, auf dem man das eigene Innenleben sehen konnte. Ich sah dort nur Ameisenfußball.

»Sie sind rund um Ihren Eisprung«, sagte Doktor Baer und zeigte mir auf dem Bildschirm, wo sich angeblich mein rechter Eileiter befand und wo man natürlich ganz klar sehen konnte, dass sich das Ei diesen Monat von dort auf die Wanderung Richtung Gebärmutter machte. Nun war ich diejenige, die souverän klingende *Mhms* von sich gab, ohne auch nur irgendwas auf dem Bildschirm zu erkennen.

Die Ärztin bewegte den Knüppel hin und her, als würde er nicht in meinem Körper stecken, sondern sie *Grand Theft Auto* damit spielen. Ich wüsste gern, ob sie simultan mit ihrem Fuß kuppelte, während sie hier vom dritten in den fünften Gang schaltete. Jedes Mal, wenn sie das Gerät in Richtung meiner Wirbelsäule drückte, kniff ich automatisch die Pobacken zusammen. Keine Ahnung, welche Kräfte da wirkten, aber es fühlte sich an, als müsste ich mit einem Schlag »groß«.

»Es sieht alles in Ordnung aus, ich kann weder ein Myom noch eine Zyste oder Ähnliches entdecken«, sagte die Ärztin, und endlich wurde der Knüppel aus meinem Unterleib entfernt. »Ich würde noch einen Abstrich machen«, sprach sie weiter und hielt schon das nächste Ungetüm von Untersuchungswerkzeug in der Hand. Ich nannte es den Spalter, denn ich war überzeugt davon, dass dieses Teil einen entzwei reißen konnte, wenn man nicht aufpasste. Dem Spalter folgte das Bürstchen, sie entnahm eine Probe – und dann hatte ich es endlich geschafft.

Ich verschwand in der Umkleide, um mich untenrum wieder anzuziehen, aber obenrum frei zu machen. So wirklich Sinn ergab das alles nicht. Ich trat wieder vor die Ärztin und hob die Arme über den Kopf, damit sie meine Brüste abtasten konnte. Drei Mhms später erfolgte ihr finales Nicken, und ich durfte mich wieder ganz anziehen.

Als ich zurück in den Besprechungsraum kam, tippte sie schon wieder Dinge in ihren Computer. Ich setzte mich.

»Also, ich konnte nichts Auffälliges entdecken. Wir schicken den Abstrich zur Untersuchung ein, aber ich denke nicht, dass wir da irgendwelche Überraschungen erleben werden.«

Enttäuschung machte sich in mir breit. »Und was bedeutet das für mich?«, fragte ich.

Sie schaute mich an. »Sport würde helfen.«

Ich blinzelte perplex. Wie bitte? »Was soll das denn heißen?«

»Das heißt, dass sich Ihre Beschwerden mildern, wenn Sie etwas abnehmen. Sie neigen offensichtlich zu etwas Übergewicht, was sich natürlich auch auf Ihren Zyklus auswirkt.«

Sie faltete die Hände und lächelte mich mitleidig an.

Das war nicht wirklich passiert gerade.

Ich räusperte mich und stand auf. »Danke für Ihre Zeit«, presste ich zwischen den Zähnen hervor und verließ die Praxis schneller, als Doktor Baer BMI sagen konnte. Eine weitere Praxis, die ich auf meine Nie-wieder-betreten-Liste setzte.

Draußen angekommen, schloss ich mein Fahrrad auf und fuhr los. Ich hatte kein Ziel, nur das Gefühl, sehr viel Distanz zwischen mich und diese Praxis bringen zu müssen. Es war schon schlimm genug, dass mir nicht geglaubt wurde, wenn ich bei Arztterminen von meinen Beschwerden erzählte. Wenn es als normal abgestempelt wurde, dass ich nachts vor Schmerzen schreiend aufwachte, weil meine Krämpfe so stark waren. Dass ich manchmal Fieber hatte während meiner Periode. Dass ich jede halbe Stunde mein Maxitampon, das bei anderen Frauen den ganzen Tag reichte, wechseln musste, weil es vollgeblutet war. Jetzt war auch noch Bodyshaming dazugekommen. Ich wusste, dass ich größer und breiter war als die meisten Frauen. Ich wusste, dass man mich als dick bezeichnen konnte, und ich wusste auch, dass »dick« eigentlich ein wertfreier Ausdruck sein sollte. Ich wusste, dass die Figur nichts über den Gesundheitszustand einer Person aussagte. Doch ich wusste auch, dass ich auf der Suche nach neuen Jeans regelmäßig einen Nervenzusammenbruch bekam. Und jetzt hatte ich gerade eben auch gelernt, dass wir nach wie vor selbst in der medizinischen Welt weit entfernt davon waren, Körper nicht nur nach ihrem Äußeren zu bewerten. Dass dies in einem medizinischen Umfeld passiert war, von einer Person, bei der ich eine ganz andere Expertise erwartet hatte, enttäuschte mich in doppelter Hinsicht. Wenn jemand wissen sollte, dass Bewertungsskalen wie der Body Mass Index nicht mehr zeitgemäß – und mehr noch: schlichtweg falsch – waren, dann ja wohl die Ärztin, die ich aufsuchte, damit sie mir mit meinem Problem half.

Ich raste durch Friedrichshain, wo die Praxis lag, stadtauswärts. Mein Kopf pochte, der Fahrtwind kühlte ihn etwas ab. Besonders an den Stellen, wo meine Tränen nasse Spuren hinterlassen hatten, erfrischte er. Ich radelte immer weiter, bis die Dichte der Kioske weniger wurde, aus den Wohnkomplexen in den Wohngebieten Reihenhäuser und frei stehende Einfamilienhäuser wurden, bis das Grau vom Grün der Bäume überlagert wurde, und kam erst zum Stehen, als der Müggelsee ruhig vor mir lag. Ich war die Strecke vermutlich in einer persönlichen Rekordzeit gefahren und war ganz schön außer Puste. Doch die Monotonie der Wellen, die sanft ans Ufer schwappten, beruhigte mich augenblicklich. Jetzt, da der Fahrtwind mich nicht mehr abkühlte, lösten sich die ersten Schweißperlen an meinen Schläfen, meinem Rücken und zwischen meinen Brüsten und folgten der Schwerkraft nach unten. Eine Sekunde später war ich klitschnass. Ich schaute mich um. Tatsächlich war ich ganz allein hier. Klar, montagnachmittags waren die meisten Leute mit anderen Dingen beschäftigt, als am See zu liegen. Ich überlegte nur einen Moment, und schon im nächsten streifte ich meine Schuhe ab und entledigte mich meiner Kleidung. Ich stellte mich an die Uferlinie und hielt den großen Zeh ins Wasser. Es war nicht kalt, es war nicht warm, es war perfekt.

»Fick dich, Doktor Baer«, brüllte ich, während ich mit Getöse ins Wasser rannte und untertauchte. Mein Körper war nicht das Problem, zumindest nicht in Bezug auf meinen Körperfettanteil. Er war krank, und die Wut, die ich auf Doktor Baer und alle Berliner Frauenarztpraxen verspürte, würde nicht dabei helfen, dass ich mich besser fühlte oder mich nicht mehr bei jeder Periode so fühlte, als müsste ich sterben. Irgendwo in dieser gottverdammten Stadt musste es doch eine Praxis geben, die mich und meine Symptome ernst nahm. Und ich würde sie finden.

8

▷ Bitch – Meredith Brooks

—

Ich kam kaum die Treppen herunter, so schwer waren meine Beine. An meinen letzten Muskelkater konnte ich mich beim besten Willen nicht erinnern. Nachdem ich gestern zum See geradelt war, war ich geschwommen, bis ich völlig erschöpft war. Auf dem Rückweg war ich an der ersten Bahnhaltestelle, die ich fand, vom Rad gestiegen und den Rest mit den Öffentlichen nach Hause gefahren. Nach etwa zehn Stunden Schlaf war ich heute Morgen später als üblich aufgewacht und hatte mich gleichzeitig erschöpft und ausgeruht gefühlt. Ich hatte jede unnötige Bewegung vermieden, doch für den Weg ins Jugendzentrum musste ich mich leider doch bewegen. Ich reservierte mir ein Mietauto – auf keinen Fall hätte ich mich heute noch mal aufs Fahrrad setzen können. Mental nicht und auch einfach aus dem einfachen Grund, dass ich mein Bein gar nicht über die Mittelstange bekommen würde. Laufen war aus den oben genannten Gründen genauso wenig eine Option.

Ich fand einen Parkplatz direkt vorm Zentrum. Leider hatte ich nur ein Sportwagenmodell erwischt, und so befürchtete ich für einen kurzen Moment, nicht mehr aus dem Auto zu kommen, da dank des Schwimmens auch meine Arme spürbar in Mitleidenschaft gezogen worden waren.

»Kann ich dir helfen?«, vernahm ich da die lachende Stimme von Noël. Er lehnte über der offenen Fahrertür und schaute mir belustigt dabei zu, wie ich mit hochrotem Kopf versuchte, mich mit letzter Kraft aus dem Sitz zu hieven. Seinem Aufzug nach zu urteilen, Trikot, kurze Sporthose und Trainingsschuhe, hatte er gerade Sport gemacht. Natürlich trug er ein Handtuch über der Schulter, damit auch wirklich alle mitbekamen, dass er gerade vom Training kam. Mit diesem wischte er sich den nicht vorhandenen Schweiß von seiner nur minimal glänzenden Stirn, während sich auf meinem korallfarbenen Poloshirt dunkle Flecken unter meinen Brüsten bildeten. Ich schaute unauffällig an mir herunter: Der Saum war ein Stück hochgerutscht, und so quoll zwischen ihm und dem Bund meiner Jeans die helle, quarkige Haut meines Bauches hervor. Wieso sah ich aus, als wäre ich einen Marathon gelaufen, während der Typ, der das vermutlich gerade *ganz casual* gemacht hatte, überhaupt nicht angestrengt aussah?

»Das kann man sich ja nicht länger mitanschauen«, sagte Noël, und bevor ich mich zur Wehr setzen konnte, griff er mich am Oberarm – IN DER SCHWEISSFLECK-AREA, PFUI – und zog mich in einer fließenden Bewegung aus dem Auto.

»Aua«, murmelte ich, da selbst passive Bewegung schmerzte.

Noël grinste. »Muskelkater?« Seine Hand hielt meinen

Arm immer noch umfasst, und als würden die Körpersäfte nicht so schon zur Genüge laufen, erzeugte seine Berührung noch mehr Wärme auf meiner Haut. Seine Hand würde bald weggeschwemmt, wenn er mich nicht endlich losließ. Doch Noël schien das nicht im Geringsten zu stören. Er dirigierte mich mit seiner Hand am Arm zwei Schritte zur Seite und schloss die Fahrertür des tiefergelegten Autos.

»Möchtest du nicht deine Miete beenden?«, fragte er.

»Willst du das nicht machen, da du hier gerade dem Anschein nach das Zepter übernommen hast?«

Endlich ließ er mich los, aber auch nur, um entschuldigend die Hände in die Luft zu halten. »Sorry, Geduld ist wirklich nicht meine Stärke. Und ich kann natürlich nicht tatenlos zusehen, wenn eine schöne Frau in Nöten ist.«

Mein Kopf ruckte zu ihm herum. Hatte er was an den Augen? Mein Gesicht war vermutlich schon aggressiv rot, die Haare klebten an meiner Stirn, und an meinem Shirt wollte ich wirklich kein weiteres Mal hinabblicken.

»Vielen Dank«, sagte ich und versuchte, so nonchalant wie möglich zu wirken. Ich zog das Handy aus meiner Tasche, verriegelte das Auto und beendete damit meine Miete. Wenn ich Glück hatte, würde es später noch hier stehen.

»Ich mache mir einen Kaffee. Willst du auch einen haben?«, fragte Noël und hielt mir die Tür des Jugendzentrums auf.

Ich blieb davor stehen. »Wenn ich Eiswürfel dazu haben kann?«

»Na klar«, zwinkerte er und verschwand im Jugendhaus, wo der kleine Vollautomat stand.

»Ich warte draußen«, rief ich ihm hinterher und setzte mich auf die Bank neben dem Eingang. Das Sonnensegel spendete auch heute angenehmen Schatten. Eigentlich war es gar nicht mehr so heiß wie die vergangenen Tage, nur mir war unverändert warm. Vielleicht beginnende Wechseljahre? Das würde zwar anstrengend werden, aber immerhin mein Problem mit der Periode regeln. Ich schloss die Augen und genoss den Wind, der mein Gesicht streifte und es merklich abkühlte. Ich befand mich gerade an der Schwelle zu einem kleinen Nickerchen, als sich Noël neben mich setzte, zwei Gläser mit Kaffee, Milch und Eiswürfeln in der Hand. Eines reichte er mir.

»Oh«, sagte ich.

»Keine Sorge, ist Hafermilch.«

»Okay.« Ich wollte nicht unhöflich klingen und auch gar nicht sein. Noël konnte schließlich nicht wissen, dass ich zu dem verschwindend geringen Prozentsatz der Bevölkerung gehörte, die keine Milch in ihrem Kaffee mochten. Egal, von welchem Tier oder welcher Pflanze. Ich hielt mein Glas in der Hand und überlegte fieberhaft, mit welchem Small-Talk-Thema ich davon ablenken könnte, dass dieses Glas nicht leerer werden würde. Doch Noël war aufmerksamer, als mir lieb war.

»Schmeckt er dir nicht?«, fragte er.

»Tut mir leid, ich mag keine Hafermilch im Kaffee«, sagte ich schließlich.

»Shit, hätte ich natürlich auch fragen können, anstatt einfach anzunehmen, dass du ebenso ein Yuppie bist wie ich.« Noël lachte schon wieder. »Ich mach dir einen neuen.

Mit Kuhmilch dann?« Er war von der Bank aufgesprungen. Konnte er denn nicht normal aufstehen oder irgendwas normal tun? Musste es immer dieses Quäntchen extra sein?

»Gern einfach ohne Milch«, antwortete ich.

Noël schmunzelte. »Eine Puristin«, sagte er und verschwand erneut im Jugendzentrum.

Ich zog mein Handy aus der Tasche und schaute auf die Uhr. Es war schon halb zwei, das Jugendzentrum öffnete in einer halben Stunde seine Türen – und weder bereitete Noël etwas vor, noch streunten die ersten Kinder rum. Er kam zurück, und die tiefbraune Flüssigkeit, die im Glas schwappte, ließ mein Herz augenblicklich höherschlagen.

»Vielen Dank!« Ich nahm das Glas entgegen und nahm einen Schluck. Für einen Vollautomaten in einem Jugendzentrum hatte ich Schlimmeres erwartet, der hier schmeckte wirklich ganz passabel. Ich schaute zu Noël. »Was steht für heute auf dem Programm?«

»Herbstputz.«

»Da machen die Kinder mit?«, fragte ich ihn überrascht.

»Wenn man es ihnen richtig verkaufen würde, würden sie das vermutlich sogar tun. Aber die kommen heute gar nicht, das Jugendhaus ist dienstags geschlossen.«

Nun war meine Überraschung noch größer. »Was mache ich dann hier?«

»Na, mir helfen wie sonst auch.«

Ich kam mir vor wie das Meme von John Travolta aus Pulp Fiction, in dem er sich verwirrt zu allen Seiten umschaut und nicht so genau weiß, wohin mit sich.

»Ich brauche diesen Tag, um Orgakram zu machen, mich

um Bürokratisches zu kümmern oder eben Ordnung zu schaffen. Während der Öffnungszeiten komme ich nicht dazu, und danach will ich ja auch irgendwann Feierabend machen.«

»Und was ist mit vormittags?« Immerhin öffnete das Jugendzentrum erst um vierzehn Uhr.

»Da arbeite ich in meinem anderen Job.«

»Oh, und was machst du da?«

»Da arbeite ich als Übersetzer für Englisch und Mandarin. Meistens für Verlage.«

»Spannend!«, antwortete ich und ertränkte den Zusatz, dass ich ihm so viel Hirnleistung gar nicht zugetraut hätte, in einem großen Schluck Kaffee.

»Ich weiß, den Nerd kauft man mir nur schwer ab.«

Den Gedankenleser dafür schon.

»Und schuld daran sind nur diese wohlgeformten Muskeln und dieser scharf gezeichnete Kiefer«, sagte er mit gespielter Verzweiflung, die nur von dem amüsierten Funkeln in seinen Augen Lügen gestraft wurde.

»Ja, es ist wirklich eine Schande, ein so attraktiver Mann zu sein. Du musst es sehr schwer haben im Leben.«

Er lehnte sich etwas herüber und schaute mir direkt in die Augen. »Du findest mich also attraktiv?«

Auf keinen Fall würde ich zugeben, dass ich auch spürte, wie sehr die Luft zwischen uns knisterte. Man konnte schon fast von lauter kleinen Miniexplosionen sprechen.

»Natürlich. Du liegst ganz objektiv deutlich über dem Attraktivitätsdurchschnitt des Landes.«

»Da bin ich hier aber nicht der Einzige«, antwortete er,

trank einen Schluck aus seinem Glas und schaute beseelt auf den Hof. »Hier könnte es mal deutlich grüner werden.«

Dass er gerade offensiv mit mir geflirtet hatte, überspielte er einfach.

Ich weiß, ich hatte diesen Flirt kategorisch ausgeschlossen, als ich zum ersten Mal hier war. Aber, jetzt mal ehrlich: War es denn wirklich so schlimm? Er war ja nicht mein Chef oder so was, ich war nur für absehbare Zeit hier, und demnach war es auch egal, was hier passierte, es würde weder meine Karriere noch anderweitig meine Zukunft torpedieren. Wieso sollte ich das also nicht einfach genießen, wenn dieser fast schon obszön schöne Mann Interesse daran hatte, mit mir zu flirten? Zumal er ja sowieso gar nicht mein Typ war. Die Finger würde ich mir also nicht verbrennen.

»Genau denselben Gedanken hatte ich auch, als ich das erste Mal hier auf den Hof gekommen bin. Ich kann das gerne machen, während ich hier bin.«

»Und was hast du dir so vorgestellt?«

»Na, wir holen ’nen Bagger und reißen erst mal den Boden auf, ganz klare Sache.« Ich lachte und sah zu meiner Zufriedenheit, dass mein Witz auch bei Noël angekommen war. »Nein, im Ernst. Ich denke, allein mit ein paar Kübeln mit Pflanzen würde der Hof schon ganz anders wirken. Vielleicht könnten wir auch Gemüse oder Beeren in Hochbeeten anbauen, dann hätte das direkt einen pädagogischen Aspekt. Oder?«

Noël nickte. »Nur wird es schwierig, Erdbeeren im Winter zu ziehen.«

Ich verzog die Lippen. »Shit, stimmt. Bei den Temperaturen kann ich mir einfach nicht vorstellen, dass wir hier in ein paar Wochen mit dicken Jacken sitzen.«

»Du hast also vor, länger zu bleiben?«

Zack, wieder ein Flirt.

»Oh, eigentlich nicht. Ich habe aber auch noch nicht ausgerechnet, wie lange ich hier bin, wenn ich dreimal die Woche die Nachmittage hier verbringe.«

»Warte, ich überschlage das kurz.« Er kniff die Augen zusammen und hielt sich die Zeigefinger an die Schläfen. Dann öffnete er die Augen wieder. »Plus/minus Unendlichkeit.«

»Ach, na dann haben wir ja doch genug Zeit, um den Boden aufzureißen«, kicherte ich und lehnte mich an die Wand. »Aber im Ernst, wie lange werde ich denn hier sein?«

Noël seufzte. »Wenn es nach mir geht, wirklich gern für immer. Sogar aus beruflichen Gründen, denn dieses Zentrum hier allein zu schmeißen ist echt nicht leicht.«

»Es gibt niemanden, der dich unterstützt?«

»Keine feste Person jedenfalls.«

»Und was ist, wenn du mal krank bist oder im Urlaub?«

»Das Jugendhaus hat auch Ferien, in der Zeit kann ich in Urlaub fahren. Und wenn ich krank bin, muss ich es zumindest einmal hierhin schaffen, um einen Zettel an die Tür zu hängen, und dann hoffen, dass ich schnell wieder fit werde.«

»Das ist ja wirklich kein optimaler Zustand«, murmelte ich. Gleichzeitig lief sich mein Gehirn warm, der alte Problemlöser. Ich überlegte fieberhaft, was die Gründe dafür sein könnten, dass es keine weiteren Angestellten gab (fehlte das Geld, oder es mangelte an guten Leuten?), und je nach Ursache, wie man es dennoch schaffen konnte, jemanden zur Unterstützung zu holen und wo man diese Leute finden konnte. Abgesehen von Justizgebäuden. Ja, so war mein Kopf. Für jedes Problem gab es ein Konzept, das man darum stricken konnte. Ob danach gefragt wurde oder nicht. Meistens wurde es nicht.

»Das ändert sich aber zum neuen Jahr endlich«, antwortete Noël, und meine gedankliche Mindmap zerbröselte. »Dann wird eine weitere Teilzeitkraft anfangen, und wir werden uns die Arbeit hier teilen.«

Ich wollte gerade meine Glückwünsche dazu aussprechen, als Dalia auf den Hof kam. Sie trug die Haare wie beim letzten Mal in zwei Zöpfen, dazu ein geblümtes Shirt und Jeans. Wieder mal strahlte sie diese kindliche Naivität und den Glauben an alles aus, von dem ich mir so sehr wünschte, dass es ihr noch lange erhalten bleiben würde.

»Hallo«, sagte sie schüchtern und blieb vor der Bank stehen.

»Dalia, du weißt doch, dass wir heute geschlossen haben«, sagte Noël sanft.

Das Mädchen nickte und schaute sich unentschlossen um.

»Kann ich auf den Spielplatz?«, fragte sie dann.

»Natürlich«, antwortete Noël. Als sie außer Hör- und Sichtweite war, seufzte er leise.

»Sie hat es nicht leicht, oder?«, fragte ich.

Noël nickte. »Die anderen Mädchen aus ihrer Klasse sind schon weiter als sie. Während Dalia am liebsten noch mit Puppen spielt, interessieren die anderen sich für Make-up und Jungs. Dalia versteht die Welt nicht mehr und will unbedingt dazugehören.«

»Klar, wer ist schon gern ohne Freunde?«, antwortete ich und dachte an Charles. Ich hatte sie jetzt seit einer Woche nicht mehr gesehen und bis auf die eine Nachricht, in der sie kurz und knapp absagte, auch nichts von ihr gehört. »Außerdem mobben die anderen Mädchen sie, diese Selma und ihre beiden Lakaien.«

»Lakaien?«, fragte Noël belustigt.

»Dann eben Mitläuferinnen, du weißt, was ich meine. Letztes Mal haben sie Dalia als fett bezeichnet.«

Noël schüttelte den Kopf. »Oh Mann, diese Mädchen.«

»Na ja, an den Mädchen liegt es ja nicht«, widersprach ich ihm. »Vielmehr daran, dass Frauen schon im Kindesalter objektifiziert werden und alles an ihnen diskutiert und bewertet wird. Und oftmals übernimmt man diese Verhaltensweisen unbewusst.«

Noël schaute in Richtung Spielplatz, wo Dalia auf einer Schaukel saß und, wie es aussah, mit sich selbst sprach. Klar, wenn man keine anderen Freunde hatte, dann unterhielt man sich mit den unsichtbaren und mit sich selbst – und die Grenze verlief meist fließend.

»Wir müssen da auch nicht drüber reden«, ruderte ich zurück, da Noël immer noch nichts sagte.

»Nein, das ist es gar nicht. Ich weiß nur einfach nicht, *was* ich sagen soll.« Er zuckte entschuldigend mit den Schultern.

Ich machte große Augen. »Noël, gehörst du etwa zu dieser seltenen Spezies, die auch mal ihre Klappe halten kann, wenn sie keine Ahnung von einer Thematik hat? Fass ich ja nicht.«

»Ja, die Fünfzigerjahre haben angerufen und waren schwer beeindruckt.«

»Sie haben dich wohl eher als Waschlappen bezeichnet, oder? Ich denke nicht, dass sich das Patriarchat der Fünfziger von Einsicht beeindrucken lässt.«

»Vermutlich hast du recht«, schmunzelte Noël. »Ich bin aber wirklich mit meinem Wissen am Ende – ich weiß einfach nicht, wie ich sie besser eingebunden bekomme. Egal, was ich versuche, ich schaffe es nicht, Dalia zu den sportlichen Aktivitäten zu motivieren.«

»Ist doch verständlich, das bietet doch noch mehr Fläche für Mobbing, wenn das dicke Mädchen sich dann auch noch bewegt und abmüht.«

»Ist das wirklich so?« Noël schaute mich erstaunt an.

»Ja. Ich glaube, Sport hat für Mädchen eine andere Funktion als für Jungen. Jungs machen Teamsport, werden schnell, stark, lernen, als Mannschaft zu agieren. Das sind nicht nur die Skills, die sie lernen, sondern auch die Argumente, mit denen man ihnen Sport schmackhaft macht. Mädchen sollen Sport machen, um eine bestimmte Figur zu bekommen oder zu halten. Es geht nie darum, stark oder schnell zu werden. Ich kenne Frauen, die irgendwann nicht mehr zum Schwimmen gegangen sind aus Angst, zu breite Schultern zu bekommen.«

»So habe ich das noch nie gesehen.« Er wirkte nachdenklich. »Ich war schon immer sportlich, ich hatte einfach von klein auf diesen Bewegungsdrang und hab mich deshalb nie weiter damit befasst. Ich werde aber darüber nachdenken, wie ich Dalia diese Hürde nehmen kann. Bewegung soll in erster Linie einfach Spaß machen!« Er sprang – wieder mal – auf. »So, legen wir los mit der Arbeit?«

Ich nickte. Keine Ahnung, ob ich Noël beeindrucken oder nachahmen wollte, allein die Idee, ebenfalls von der Bank aufzuspringen, führte zu einem lauten Schmerzensruf.

»Luca, du hast nicht wirklich häufig Muskelkater, oder?«, zog er mich auf.

Ich rieb mir die brennenden Oberschenkel und schüttelte den Kopf.

»Das können wir ändern. Vielleicht solltest du mal an meinem Parcours hier teilnehmen.«

»Wieso sollte ich das ändern wollen?«

»Weil es Spaß macht. Und ein gutes Gefühl erzeugt! Jetzt mal abgesehen davon, dass du heute eher watschelst als gehst. Aber ein bisschen geil fühlt es sich schon an, oder?«

Ich folgte Noël durch den Flur in Richtung Büro und dachte über seine Aussage nach. Ich befürchtete, dass er recht hatte. Denn neben all dem Schmerz fühlte ich mich irgendwie, ja – *gut in meinem Körper*. So gut wie lange nicht mehr.

9

▷ I Am Woman – Emmy Meli

—

»Hallo?«

»Hey, ich bin's.«

Kurze Stille.

Dann: »Wer ist da?«

Ich schnaufte genervt. »Charles, du weißt genau, dass ich es bin. Mach dir Tür auf.«

»Tut mir leid, ich bin nicht zu Hause.«

Das Klicken, das aus der Sprechanlage folgte, verriet mir, dass Charles den Hörer oben wieder eingehängt hatte. Was zum Geier sollte das? Ich klingelte noch mal und noch mal, doch nichts regte sich mehr. Das reichte. Charles war meine beste Freundin, und eigentlich war ich davon ausgegangen, auch die ihre zu sein. Doch so behandelte man beste Freundinnen nicht, auch nicht, wenn man – *warum auch immer* – böse auf sie war. Dann schrie man sie vielleicht an, aber man gab ihnen doch nicht das *silent treatment*. Und vor allem nicht eine Woche lang! Ich kramte in meiner Handtasche nach der Sache, die ich heute Morgen in weiser Voraussicht dort hineingeworfen hatte. Ich dankte Vergangenheits-Luca dafür, dass sie heute früh so gut mitgedacht hatte, und steckte den Schlüssel ins Schloss. Ja, den Schlüssel, den Charles mir für Urlaubsvertretungen oder Notfälle gegeben hatte. Denn darum handelte es sich offensichtlich. Ich jedenfalls litt große Not, und das reichte mir als Rechtfertigung völlig aus.

Es dauerte eine Weile, bis ich die zweite Etage erreicht hatte, was nicht nur am Zustand meiner Muskulatur lag, sondern auch daran, dass Charles und Max in einem Altbau wohnten und ich somit deutlich mehr Höhenmeter zurückgelegt hatte als bei einem normalen zweiten Obergeschoss.

Ich klopfte gegen die hölzerne Wohnungstür. »Charles, ich weiß, dass du da bist. Du kannst mir entweder die Tür öffnen, oder ich schließe sie einfach auf. Dann übernehm ich aber keine Garantie dafür, in welchem Zustand ich dich antreffe, klar?«

Keine Reaktion.

Ich zählte innerlich von fünf runter und schloss die Wohnungstür auf. Ich schaute mich im Flur um und entdeckte Charles auf der rechten Seite in der Küche an dem kleinen Tisch sitzend. Max schien nicht zu Hause zu sein, denn die restliche Wohnung war still. Vermutlich war er beim Sport oder mit Freunden unterwegs. Ich musterte meine Freundin. Vor Charles stand eine Tasse Tee, von der kein Dampf aufstieg, ihre Haare waren spröde, und sie trug einen Schlafanzug. Ich war mir sicher, dass es noch nicht einmal achtzehn Uhr war. Irgendetwas stimmte hier nicht.

»Dein Tee ist wohl kalt«, sagte ich und setzte mich auf den Stuhl ihr gegenüber. Charles schaute nicht einmal auf.

Ich rümpfte die Nase, als mir ein scharfer Geruch auffiel. Der Müll war anscheinend länger nicht mehr runtergebracht worden. Ein ungutes Gefühl regte sich in mir. Das sah ihr wirklich gar nicht ähnlich. Charles war eine Person, die ihre Wohnung nicht nur gewissenhaft aufräumte und putzte, nein, sie schaffte es sogar, sie konstant sauber zu halten. Sie hatte nicht einmal *den Stuhl* im Schlafzimmer stehen, auf den man die Kleidung legte, die man einmal getragen hatte und die für den Wäschekorb eigentlich noch zu gut war, aber auch nicht mehr so richtig in den Schrank gehörte. Und jetzt roch es in ihrer Küche streng.

»Charles, ich bin's Luca. Was ist hier los?«

»Nichts.« Sie pustete unnötigerweise in ihre Tasse, bevor sie einen Schluck trank. Ich ertrug den säuerlichen Geruch nicht länger, durchquerte die Küche und riss die Balkontür auf.

»Mensch, Charles, wie kannst du nur in diesem Mock hier sitzen? Das riecht doch widerlich.«

»Ich riech nichts.«

Okay, wer war diese Person, und wo war meine beste Freundin? Das war sinnlos, entschied ich. Charles war offensichtlich maulfaul heute. Wie sollte ich aus ihr auch nur einen Satz herausbekommen, wenn ich keinen klaren Gedanken fassen konnte? Das laue Lüftchen, das durch die offene Balkontür kam, leistete kaum Abhilfe. Der Berliner Wind war wohl schon im Feierabend.

»Hast du schon was gegessen?«, fragte ich, und Charles schüttelte den Kopf. Immerhin, sie reagierte.

»Gut, dann gehen wir jetzt was futtern.«

»Keine Lust.«

»Ist mir egal.«

Überrascht blickte sie von ihrer Tasse auf.

»Ich mein es genau so«, sagte ich streng und erhob sogar den Zeigefinger. »Ist mir egal, ob du was isst oder nicht, aber auf gar keinen Fall bleibst du in dieser Küche sitzen. Dein neuer Freund und wir gehen jetzt raus.«

»Welcher neue Freund?«, fragte Charles verwirrt. Ich zeigte auf den runden Edelstahlmülleimer in der Ecke des Raumes. »Dieser Freund, den du dem Geruch nach seit einiger Zeit hegst und pflegst.«

Ich hielt mir mit den Fingern die Nase zu und trat auf den Hebel. Der Mülleimerdeckel schwang auf. Der Schwarm Fruchtfliegen verteilte sich ebenso schnell in der Küche wie der bestialische Gestank, der sogar Charles' Riechorgan kitzelte.

»Boah, Luca, mach den Deckel zu«, rief sie und unterdrückte ein Würgen.

»Erst, wenn du deine Schuhe anhast«, antwortete ich und wippte mit meinem Fuß auf dem Hebel. Eine Bewegung, die sich auf den Deckel übertrug und noch mehr Gestank im Raum verteilte. Ich triumphierte innerlich, äußerlich hielt ich mir mit der freien Hand die Nase zu. Ich hatte nicht geplant, den Mülleimer als Druckmittel einzusetzen, aber es funktionierte, also war es mir recht. Charles war mit einem Satz von dem Stuhl auf- und aus der Küche rausgesprungen. Mit zwei beherzten Griffen verknotete ich die Mülltüte und nahm den Fuß vom Hebel. Der Deckel schloss sich wieder, und ich steckte meinen Kopf aus der Balkontür, um einen beherzten Atemzug zu nehmen. Als die Sauerstoffsättigung meines Körpers wieder im Normalbereich war, schnappte ich mir den Mülleimer und trug ihn zur Wohnungstür. Wir würden das ganze Teil runterschleppen müssen. Denn wenn Müll so stank, dann hatte die Tüte im Inneren schon längst aufgegeben. Das wusste man spätestens, nachdem man einmal seinen räudig verschimmelten Müll im Treppenhaus hatte wieder aufsammeln müssen, weil die Tüte gerissen war. Ja, es waren einschneidende Erlebnisse wie diese, die uns formten, sinnierte ich müßig vor mich hin.

Charles erschien neben mir in der Wohnungstür. Von dem Elend, das sich mir gerade am Küchentisch offenbart hatte, war auf den ersten Blick nichts mehr zu sehen: Sie hatte die Haare zu einem lockeren Dutt gebunden und war in Jeans und ein Longsleeve geschlüpft. Ich konnte leichtes Rouge auf ihren Wangen und dezent glänzenden Lipgloss auf ihren Lippen sehen – Charles' favorisierte Kombi, wenn es schnell gehen musste. Lediglich ihre Augen strahlten nicht wie sonst, sondern wirkten verschleiert. Ich sprach sie nicht darauf an, dafür war später noch Zeit.

Während Charles die große Mülltonne wieder schloss, suchte ich in der Sharing App nach einem Auto.

»Mhm, das nächste verfügbare Auto steht eine ganze Ecke weit weg. Da müssten wir fünfzehn Minuten hinlaufen.«

»Ist ja nicht so, als gäbe es hier nicht genug Auswahl«, murmelte Charles, die wieder neben mir stand.

»Dieser Zynismus steht dir wirklich überhaupt nicht!«

»Weil ich dir damit die Show stehle?«, konterte sie und stellte den Mülleimer neben der Haustüre ab. In Prenzlauer Berg wurden keine Mülleimer aus Hauseingängen geklaut. Sie lief zielstrebig los zum Ende der Straße und ich folgte ihr, verkniff mir aber eine Antwort darauf. Die mir unbekannte Charles machte mir Angst. Außerdem schien sie wirklich ein Problem mit mir zu haben, und ich wollte nicht noch mehr Öl in das Feuer gießen, dessen Existenz sie mir, wer weiß wie lange, verheimlicht hatte. Wir durchquerten den kleinen Park, dann bog sie rechts in eine der Querstraßen ab und blieb drei Häuser weiter vor einem Kiosk stehen. Bunte Neonreklamen leuchteten in den Fenstern, und zahlreiche Fähnchen über der Tür ließen Kunden wissen, dass sie hier Zigaretten kaufen, Lotto spielen und Pakete abgeben konnten. Die kleinen Tischgarnituren, die rechts und links des Eingangs standen, waren gut besucht, aber ich sah einen freien Tisch. Lediglich die Sache mit dem Essen würde nicht so stattfinden, wie ich mit meinem immer lauter werdenden Hungergefühl gehofft hatte.

Wir holten uns zwei Bier, und ich griff an der Kasse nach einer Tüte gerösteter Maiskörner. Es würde mir wohl auf ewig ein Rätsel bleiben, wie man Maiskörner rösten konnte, ohne dass aus ihnen Popcorn wurde. Ich vermutete, dass es dafür einiges an Fingerspitzengefühl brauchte, und allein das hielt mich davon ab, mich selbst einmal an der Herstellung dieser Nascherei zu versuchen. Während ich noch in Gedanken war, ließen wir uns an dem Tisch nieder, und Charles trank einen Schluck von ihrem Bier, ohne mit mir anzustoßen. Sie wirkte wieder wie einige Minuten zuvor in der Küche, hatte dieselbe Pose eingenommen, und auch ihr Gesichtsausdruck wirkte wieder etwas entrückt. Nur die Umgebung war eine neue. Ich riss die Tüte auf, stopfte mir eine Handvoll Maiskörner auf einmal in den Mund. Ich liebte Barbecue-Geschmack, vor allem, weil er so fest mit der Idee einer vollwertigen Mahlzeit verknüpft war, dass man sein Gehirn und seinen Magen eine Weile damit austricksen konnte. Nachdem ich mit einem Schluck Bier nachgespült hatte, war ich bereit für den investigativen Teil des Abends.

»Okay, ich frag dich jetzt frei heraus: Hast du ein Problem mit mir?«

Sie sah mich ratlos an.

Ich spezifizierte: »Na, haben wir einen Streit, von dem ich nichts mitbekommen habe?«

»Wieso sollten wir?«, fragte Charles, anstatt zu antworten.

»Weil du mich seit einer Woche ignorierst, weil du dich nicht meldest oder auf meine Nachrichten antwortest und weil du«, an dieser Stelle machte ich eine dramatische Pause, »nicht mit mir Wan Tans essen gehen willst, obwohl ich dich sogar eingeladen habe.«

Charles verdrehte die Augen.

»Was?«

»Luca, kannst du dir vorstellen, dass sich nicht immer die ganze Welt nur um dich dreht?«

Was?

»Was?«, fragte ich.

»Na ja, womöglich passieren auch in meinem Leben

Dinge, die dazu führen, dass ich einmal nicht in der Lage bin, dir meine ganze Aufmerksamkeit zu schenken.«

Was?

»Was?«, fragte ich erneut, denn ich verstand wirklich nicht, was hier passierte.

»Du hast mich genau verstanden«, sagte Charles genervt.

Ich schüttelte den Kopf. »Nein, Charles. Ich versteh überhaupt nicht, was los ist. Wieso hast du denn plötzlich ein Problem mit mir?«

»Ich habe kein Problem mit dir«, entgegnete sie scharf, und ich hoffte, dass dieser Ton ein Versehen war, »ich habe nur andere Dinge im Kopf.«

»Aber wieso sprichst du denn nicht mit mir darüber? Dafür sind Freundinnen doch da?«

»Weil du mich nicht fragst, wie es mir geht. Es geht gerade immer nur um dich und deine Probleme, und aufdrängen wollte ich mich auch nicht.«

Ich war völlig perplex. Meinte sie etwa den Tag der Gerichtsverhandlung?

»Entschuldige bitte, aber falls du auf diesen Nachmittag anspielst, da ist es ja wohl nachvollziehbar, dass ich etwas neben der Spur war. Immerhin bin ich gerade verurteilt worden.«

Charles starrte auf ihre Flasche. Ich neigte den Kopf, um ihren Blick zu erhaschen. Als ich fast schon auf dem Tisch lag, trafen sich unsere Blicke. »Jetzt bin ich aber da, und jetzt höre ich dir zu«, sagte ich, so versöhnlich ich konnte, und wagte sogar ein Lächeln. Es funktionierte. Charles streckte den Rücken durch und hob ihr Kinn, sodass auch ich wieder eine normale Sitzposition einnehmen konnte.

»Max und ich haben uns gestritten.« Sie ließ diese Aussage so im Raum stehen, als sei sie der größte Schocker seit der Trennung von Britney und Justin.

»Okay«, antwortete ich und ließ das Fragezeichen deutlich durchscheinen, welches Charles zum Weiterreden auffordern sollte.

»Nichts ist okay, er ist seit drei Tagen weg.« Sie knibbelte am Etikett ihrer Bierflasche herum.

»Das tut mir leid«, sagte ich schnell und legte meine Hand auf ihren Unterarm. Ich drückte sie leicht.

»Wo ist er denn?«

»Bei Freunden. Wir haben etwas Abstand gebraucht.«

»Und weshalb habt ihr euch gestritten?«

»Ach, so eine dumme Sache ...«, druckste sie herum. Es fiel ihr offensichtlich schwer, darüber zu sprechen. Musste sie auch gar nicht, wenn sie nicht wollte.

Ich lächelte sie aufmunternd an. »Das kommt schon wieder in Ordnung, mach dir keine Sorgen. Jetzt atmet ihr mal durch und beruhigt euch, und dann klärt ihr das. Du wirst sehen, ganz schnell ist Max wieder zu Hause und alles beim Alten. Wenn das jemand easy schafft, dann ihr. Ihr seid das perfekte Paar, euch wirft nichts aus der Bahn!«

Mit wässrigem Blick schaute Charles auf einen Punkt irgendwo über mir.

»Ja, sicher hast du recht.« Sie trank ihr restliches Bier in einem Zug und stand auf. »Tut mir leid, Luca, aber ich bin mit einem Mal todmüde. Ich muss nach Hause.«

»Klar!«, sagte ich und sprang ebenfalls auf. »Ist ja auch anstrengend, wenn man sich ausspricht. Soll ich dich nach Hause bringen?«

Ich hatte die Bierflasche und Tüte mit den Maiskörnern schon in der Hand, doch Charles wehrte ab. »Nee, lass mal, danke. Ist ja nicht weit.«

Sie umarmte mich flüchtig und war eine Sekunde später weg. Der Streit mit Max ging ihr offenbar sehr nahe, doch ich wusste, dass die ganze Sache in zwei Tagen durchgestanden sein würde. Es gab kein besseres Match auf dieser Welt als diese beiden. Nicht umsonst waren sie seit sechzehn Jahren ein Paar.

10

▷ I Love Me Too – KIRBY

—

Um die Aufmerksamkeit der einen musste ich fast betteln. Die Aufmerksamkeit der anderen war mir dagegen fast zu viel. Auch nachdem ich Charles am Dienstag aus ihrer Wohnung geschleppt hatte, meldete sie sich kaum bis gar nicht. Immerhin reagierte sie mit einem lachenden Emoji, wenn ich ihr ein lustiges Video oder Meme schickte, und das verbuchte ich immerhin als kleinen Fortschritt. Vermutlich war Max immer noch nicht nach Hause zurückgekommen, und der Streit zwischen den beiden zog sich länger als gewöhnlich. Genauer wusste ich das aber nicht, denn meine Fragen danach ignorierte Charles geflissentlich.

Während sich Charles weiter in Zurückhaltung übte, schrieb meine Mutter mir jeden Tag. Manchmal rief sie auch noch an. Man konnte das also auch ganz objektiv als *zu viel* verbuchen. Als Urberlinerin war es ihr einfach nicht möglich, etwas so Abenteuerliches wie einen Besuch bei Ikea allein durchzuziehen.

Also stromerte ich nun an einem Freitagvormittag durch die Gänge des schwedischen Möbelhauses, das selbst zu diesem Zeitpunkt ziemlich gut besucht war. Junge Familien wuselten durch die Gänge auf der Suche nach dem ultimativen neuen Kinderzimmer, noch jüngere Paare überholten uns zielsicher. Sie richteten ihre erste gemeinsame Wohnung vermutlich mit den aktuellen Sparangeboten ein und hofften, dass diese noch vorrätig waren. Meine Mutter lief neben mir, zeigte ständig auf alle Möbel und sagte »Schön!«, ohne jegliche Intention, heute mehr zu kaufen als einen neuen Kunstdruck und einige Duftkerzen. In meinem Einkaufswagen dagegen stapelten sich Kissenbezüge, ein Laptophalter, ein neuer Duschvorhang und eine neue Pfanne.

»In meiner alten klebt immer mein Essen an«, ließ ich meine Mutter wissen, als ich die beschichtete Pfanne in den Einkaufswagen packte.

»Und so musst du auch weniger Öl beim Kochen nehmen«, antwortete sie, zeigte auf ein Sideboard und sagte »Schön!«. Ich verdrehte die Augen. Meine Mutter lief heute wieder zu Hochtouren auf, vermutlich, weil sie sich an der kurz geschnittenen Bluse störte, die ich über meiner High-Waist-Jeans trug. Ein Outfit, bei dem manchmal – Schockschwerenot! – die nackte Haut meines Bauches zum Vorschein kam. Ich folgte meiner Mutter zu dem ausgestellten Sideboard. An der Wand dahinter waren in unterschiedlichen Höhen weitere Ausführungen des Stückes angebracht worden.

»Schau mal, das da oben in dem Apfelgrün sieht auch ganz interessant aus«, sagte ich zu ihr, zeigte mit dem Finger auf besagtes Teil und streckte mich extra. Einfach nur, um das kurze Zusammenzucken ihres Gesichtes zu sehen, als sie zu mir blickte und ihr Blick ganz automatisch auf Höhe meines Hosenbundes wanderte. Ich verstand bis heute nicht, wieso es für Barbara so schlimm war, dass ich nicht dieselbe Figur hatte wie sie. Aber aus irgendeinem Grund litt sie mehr unter dem Umstand meines Mehrgewichts als ich.

»Luca, lass das«, schimpfte sie mich, als sei ich ein Kleinkind, und ich kicherte meinem vermeintlichen Alter entsprechend. Ein Spaß, den ich mir heute nur erlaubte, weil ich mich richtig gut fühlte. Würde ich jetzt meine Zyklus-App checken, würde sie vermutlich anzeigen, dass ich kurz vor meinem Eisprung stand. Das waren so die einzigen achtundvierzig Stunden in meinem Zyklus, in denen ich mich gut fühlte und keine hormonbedingten Probleme hatte.

Meine Mutter war vor einem weißen Nachtschränkchen stehen geblieben. »Das würde sich doch gut in deinem Schlafzimmer machen«, überlegte sie laut.

Ich trat neben sie und musste ihr zustimmen. Neben meinem Bett stand momentan ein kleiner Hocker, der mit seinem neuen Job aber komplett überfordert war: Es lagen Bücher darauf, Taschentücher, mein Handy, Ladekabel und gerne auch ein Glas Wasser. War der Hocker zu voll, stellte ich es gerne auch auf dem Boden ab. Entweder hing dann ein Ladekabel im Wasser, oder ich stieß das Glas früher oder später versehentlich um. Der Hocker war keine dauerhafte Lösung.

»Ich könnte ihn vielleicht noch bemalen.« Ich legte den Kopf schief und überlegte, ob wohl ein großflächiges Muster aus dunklem Tannengrün, Ocker und Rosa aus diesem Nachttisch etwas Besonderes machen würde und ob das Ganze in mein Schlafzimmer passte.

»Oh, schöne Idee, ich male dir da ein paar Blümchen drauf, das wird ganz reizend aussehen.«

»Du?« Ich schaute meine Mutter skeptisch an.

»Natürlich, du hast doch viel zu viel zu tun. Lass mich nur machen, ich habe ja Zeit.«

Ja, Zeit hatte sie, aber ich hatte keine Lust auf ein hässliches Möbelstück in meiner Wohnung. Leider konnte ich das nicht besser formulieren, da meine Mutter und ich in Designfragen absolut gegensätzliche Meinungen hatten. Meine war die gute. Wie ich ihr das vorsichtig beibrachte, musste ich allerdings noch überlegen. Also folgte ich für den Moment erst mal ihr und ihrem neu gefundenen Elan, der uns direkt in die Warenhalle führte. In dem Regal lagen zuhauf Pakete, die den kleinen Nachttisch in Weiß beinhalteten. Ich wuchtete eines davon in den Einkaufswagen und freute mich jetzt schon aufs Zusammenbauen. Ich konnte nicht verstehen, wieso andere Leute das so verabscheuten. Das Zusammenbauen war doch das Beste an Ikea-Möbeln. Allein deshalb kaufte man die doch?

Wir gingen an die Kasse, zahlten (wie genau waren bei mir 250 Euro zusammengekommen?) und schoben unsere neuen Besitztümer Richtung Ausgang. Zu unserer Rechten leuchteten die Reklamen für Hotdogs und Zimtschnecken. So wie es ein ungeschriebenes Gesetz war, dass man nach einem Einkauf hier immer mit viel mehr Sachen nach Hause fuhr als geplant, gehörte es sich auch, dass man nach einem

Einkauf einen Hotdog im Bistro aß. Wie automatisch schob ich den Einkaufswagen in die entsprechende Richtung, und Barbara und ich stellten uns an der ziemlich langen Schlange an. Ich zog mein Handy aus der Tasche und warf einen Blick darauf. Es war dreizehn Uhr. Das erklärte zum einen mein plötzliches und heftiges Hungergefühl und zum anderen die zahlreichen Schüler, die vor uns standen. Irgendwo hier gab es also eine Schule, und die hatte genau jetzt Mittagspause. Klar, bei der Überlegung *Mensa vs. Hotdog* würde meine Entscheidung ganz genauso ausfallen. Das Personal hinter der Theke war ein eingespieltes Team, und so rückte die eben noch lange Schlange in Windeseile vor. Glück für alle, denn ich wurde schnell wehleidig, wenn ich hungrig war.

»Was darf's für euch sein?«, fragte der junge Mann an der Kasse, als wir schließlich an der Reihe waren.

»Ich nehme einen Hotdog und ein Getränk im Menü«, antwortete ich.

»Das nehme ich ebenfalls«, sagte meine Mutter.

»Wobei«, überlegte ich laut, den Zeigefinger ans Kinn tippend, »vielleicht nehme ich noch einen Hotdog dazu. Ich glaube, einer ist mir zu wenig heute.« Ich musste schließlich direkt im Anschluss ins Jugendzentrum, und so lecker diese Hotdogs waren, nachhaltig sättigend waren sie definitiv nicht.

»Bist du sicher, dass das eine gute Idee ist?«, hörte ich meine Mutter neben mir sagen.

»Ja«, antwortete ich bestimmt.

»Aber …«

»Nichts ›aber‹«, fiel ich ihr ins Wort und lächelte den Mann hinter der Kasse an. »Kann ich das mit Karte zahlen?«

Man konnte ihm ansehen, dass er diese Situation lieber nicht miterlebt hätte. Schüchtern lächelnd, tippte er auf seiner Kasse herum, sodass einen Moment später der lächerlich geringe Betrag auf dem ec-Lesegerät erschien. Fiel das eigentlich unter ausgleichende Gerechtigkeit, dass, wenn man im Möbelhaus versehentlich ein kleines Vermögen hatte liegen lassen, hier beim Bezahlen die Überraschung wartete, wie niedrig der Preis war?

Wir verfeinerten unser Essen mit Gewürzgurken, Röstzwiebeln und Würzsoßen und stellten uns an einen der Stehtische. Mein Magen knurrte inzwischen so laut, dass sogar meine Mutter es hören konnte und mich überrascht anschaute. Ich zuckte entschuldigend mit den Schultern, nahm einen großen Bissen und kaute hastig. Den ersten Hotdog atmete ich förmlich weg und danach erleichtert aus. Jetzt ging es mir besser. Als ich die Welt um mich herum wieder wahrnahm, fiel mir das Grinsen des Typen auf, der ein paar Tische weiter stand und in meine Richtung schaute. Nicht nur das, er schaute direkt zu mir. Und grinste. Herrje, hatte ich Ketchup im Gesicht hängen? Ich griff nach einer Serviette und tupfte mir unauffällig alle potenziellen Stellen meines Gesichts ab, in denen Reste des Hotdogs hätten hängen bleiben können. Doch die Serviette war sauber. Unauffällig musterte ich den Typen, der immer noch in meine Richtung lächelte. Er kam mir vage bekannt vor, doch weder konnte ich ihn zuordnen, noch war ich mir sicher, dass ich ihn wirklich kannte. Aber bekannt oder nicht, süß war er allemal. Ich lächelte dezent zurück und beobachtete, wie er seinen Müll zusammenknüllte, mir mit einer Hand kurz zuwinkte und dann ging. Super, so schnell hatte ich mit einem Lächeln auch noch niemanden in die Flucht geschlagen.

»Die Zähne, die du hast, sind auch zum Kauen da«, sagte meine Mutter und erinnerte mich damit an ihre Existenz. Sie hatte bisher nur etwas von ihrem Brötchen abgezupft und gegessen. »Und je langsamer du isst, desto früher stellt sich dein Sättigungsgefühl ein, und du isst automatisch weniger.«

»Mama! Hältst du diesen Hotdog etwa für *viel*?« Ich hielt ihr meinen zweiten direkt vor die Nase. Die Freude an dem Essen war mir vergangen und meine achtundvierzig Stunden Hochgefühl vermutlich auch.

»Wenn du morgens die Smoothies trinken würdest, wie ich sie dir gezeigt habe, dann hättest du nicht so einen Heißhunger und würdest dich nicht so vollstopfen.«

Ich gab auf. Ich hatte keine Lust, mit ihr zu diskutieren, zumal eine Diskussion wie diese nie zu einer Lösung führte, sondern nur dazu, dass ich mich schlecht fühlte.

»Wenn du meinst«, sagte ich und widmete mich wieder meinem Mittagessen.

»Mensch, Luca, ich meine es doch nur gut mit dir.« Meine Mutter tätschelte mir den Arm.

»Ja, na sicher.«

»Sieh mal, wenn du nur ein bisschen weniger ...«

Ich musste ihr zum zweiten Mal innerhalb kürzester Zeit ins Wort fallen. »Können wir los? Ich muss gleich ins Zentrum.«

11

▷ King – Florence + the Machine

—

»Wow, was ist dir denn über die Leber gelaufen heute?«

Wohl eher über den Magen, dachte ich grimmig. Meinen zweiten Hotdog hatte ich unangetastet liegen lassen, als ich fluchtartig das Möbelhaus verlassen und meine Mutter samt ihren Einkäufen daheim abgesetzt hatte. Das konnte Noël natürlich nicht ahnen. Er saß in aller Zufriedenheit auf der Bank neben dem Eingang zum Jugendklub und genoss die Sonnenstrahlen. So langsam kippte der Sommer zum Herbst.

»Eine Laus, die Fragen zu Themen stellt, die sie nichts angehen«, antwortete ich.

»Touché«, konterte er grinsend.

Ich lächelte zurück und klatschte in die Hände. »Gut, was steht heute an?«

Er stand auf und bedeutete mir, ihm zu folgen. Wir bogen um die Ecke des Gebäudes. Dort standen schon fertig zusammengebaute Hochbeete aus Holz, große Plastikwannen, einige Säcke Blumenerde und zahlreiche Setzlinge. »Wir begrünen den Hof.«

Erstaunt schaute ich ihn an. »Kannst du Gedanken lesen?«

»Nicht, dass ich wüsste«, antwortete Noël belustigt. »Ich hatte das schon lange vor. Die Hoffnung, dass ich das im Frühling schaffe, musste ich leider recht bald aufgeben. Aber jetzt haben wir diese großzügige Spende von einem Gartencenter bekommen, und es kann endlich losgehen.«

»Das ist genau die richtige Aufgabe für mich heute«, freute ich mich ehrlich.

»Na ja, vielleicht habe ich nicht deine Gedanken gelesen, sondern einfach nur deine Mimik. Die erzählt nämlich auch wahnsinnig viel.«

»Ach ja?«, fragte ich und lehnte mich ihm gegenüber ans Hochbeet. »Was denn so?«

Ich reckte ihm das Kinn entgegen. Er kam näher und tat so, als würde er jeden Quadratzentimeter meines Gesichts genau untersuchen.

»Mhhhh«, machte er nach einer Weile und zog sich zurück. Er hatte die Stirn in Falten gelegt und blickte mich nachdenklich an.

»Ja?«, hakte ich nach, als meine Ungeduld zu groß wurde.

»Je breiter dein Lächeln, desto schlechter vermutlich die wahre Laune dahinter. Denn ›breit‹ heißt nicht gleich ›strahlend‹, und für die perfekte Fassade müssten deine Augen mitstrahlen. Das tun sie nicht, sie sind verengt. Ganz eindeutig gibt es etwas, das dich heute beschäftigt. Mehr noch, es scheint dich wütend zu machen, und das versuchst du zu verstecken. Zu Recht, ich würde so einem Kerl, den ich gerade erst seit ein paar Wochen kenne, auch nicht zeigen wollen, wenn ich einen beschissenen Tag habe.«

»Shit.«

»Zu deiner Verteidigung: Jemand anderem wäre das vielleicht nicht aufgefallen. Deine Maske ist gut.«

»Wieso hast du es dann bemerkt?«

»Ich arbeite jeden Tag mit Teenagern. Glaub mir, ich kann fünfzig unterschiedliche Nuancen aus einem *Nichts* heraushören und ableiten, was sich wirklich dahinter versteckt.«

»Na, herzlichen Glückwunsch«, brummte ich und ließ alle aufgesetzte Freundlichkeit fallen. Das Gefühl, ertappt worden zu sein, machte sich in mir breit, und das gefiel mir überhaupt nicht.

»Willst du eine weitere Beobachtung hören?«

»Ungern eigentlich«, sagte ich, doch Noël dachte gar nicht daran, meinem Wunsch zu entsprechen.

»Du willst nicht darüber reden, und egal, was ich jetzt sage, wirst du es auch nicht. Auch das habe ich während meiner Zeit hier gelernt. Deshalb werde ich nicht weiter bohren, aber ganz vom Haken lasse ich dich auch nicht. Komm mit.«

Er griff nach meiner Hand und zog mich hinter sich her. Noël lief ins Jugendhaus, durch den Flur und in die Sporthalle. Mir schwante Böses. Wir durchquerten die kleine Halle. Auf der anderen Seite angekommen, ließ Noël mich wieder los, um eins der Tore zu öffnen, hinter denen die Sportutensilien gelagert waren.

»Autsch«, flüsterte ich, denn meine Handfläche, die

Stelle, an der er mich gerade noch berührt hatte, brannte wie Feuer. Ich rieb sie, als ich ihm in das Lager folgte.

»Was soll ich damit?«, fragte ich und zeigte auf die großen schwarzen Handschuhe, die Noël mir entgegenhielt.

»Anziehen«, antwortete er.

Touché, diese Runde ging an ihn.

Ich drehte mich um. »Ich sehe hier aber keinen Boxsack.«

Noël klemmte einen der Handschuhe zwischen die Knie, zog meinen rechten Arm zu sich und stülpte mir den Handschuh über. Er zuppelte daran, bis er gut auf meiner Hand saß, wickelte das Band am unteren Ende fest um meinen Arm und fixierte alles mit dem Klettverschluss. Dann wiederholte er das Prozedere mit dem Handschuh für die linke Hand.

»Wir brauchen keinen«, erklärte er mir währenddessen.

»Und wo soll ich dann draufhauen?«

»Auf mich.«

»Nichts lieber als das«, konterte ich.

»Wusste ich's doch«, grinste er nun. Ob ich wollte oder nicht – ich musste ihm insgeheim ein weiteres Touché zugestehen.

»Geh schon mal in die Halle zurück«, forderte er mich auf und verschwand zwischen den Matratzen, Hütchen und Geräten.

Ich wartete einige Minuten, bis Noël mit zwei schwarzen Schaumstoffpolstern zurückkam. Ich schätze, dass jedes etwas größer war als ein DIN-A4-Blatt. Auf der Rückseite hatten sie je zwei Schlaufen mit Klettverschluss, in die Noël seine Unterarme schob. Er blieb vor mir stehen und hob beide Arme.

»Hier sollst du draufhauen«, grinste er. »Das sind Schlagpolster, wie sie zum Beispiel beim Thaiboxen verwendet werden. Profis trainieren damit die Präzision ihrer Schläge und Tritte, und Laien trainieren damit, die Wut aus ihrem Bauch zu lassen.«

Ich grinste schief.

»Also, hau drauf«, forderte er mich auf.

»Einfach so?« Ich zögerte.

»Ja, einfach so. Keine Sorge, es kann nichts passieren. Diese Teile halten wirklich viel ab.« Er klatschte sie gegeneinander wie zum Beweis, was *diese Teile* so aushielten, und hielt sie mir wieder entgegen.

Ich hob die Hände vors Gesicht und war erstaunt darüber, wie schwer die Handschuhe allein schon wogen. Sie zehnmal hochzuheben war quasi schon als Training zu verzeichnen. Ich visierte das von mir aus linke Schlagpolster an und boxte mit meiner rechten Hand dagegen. Noël zuckte nicht einmal.

»Na los, trau dich«, sagte er.

Ich nickte und haute ein zweites Mal gegen die schwarze Fläche, dieses Mal etwas stärker. Kein Zucken, kein Zurückweichen.

»Luca, ich muss sagen, ich bin enttäuscht, ich hatte wirklich mehr erwartet und gedacht, dass du mir voll gegen das Brett zimmerst.«

Er hatte den Satz kaum fertig gesprochen, als meine Faust zum dritten Mal auf das Polster traf. Dieses Mal bohrte sie sich richtig rein, und Noël stolperte zwei Schritte nach hinten.

»Hopsala«, sagte er. Sein Gleichgewicht hatte er schnell wiedergefunden, und ein zufriedenes Grinsen machte sich auf seinem Gesicht breit. »Na also, wusste doch, dass ich dich nicht unterschätzt habe. Direkt weiter.«

Ich nickte stumm und boxte abwechselnd mit beiden Fäusten auf die Schlagpolster. Noël machte nicht mehr, als dagegenzuhalten und sie hin und wieder anders zu positionieren. Meine anfängliche Zurückhaltung schwand immer mehr, und ich drosch buchstäblich auf diese Flächen ein, so stark, dass mir irgendwann auffiel, wie auch Noël immer wieder in einen sicheren Stand finden musste. Mit jedem Schlag ploppte vor meinem inneren Auge ein Bild des heutigen Morgens auf. Meine Mutter, die mir wieder mal einen ihrer widerlichen grünen Smoothies mit Spirulina in die Hand gedrückt hatte, kommentarlos, aber blickreich. Wie sie es nicht ausgehalten hatte, die nackte Haut meines Bauches zu sehen – und das auch noch in der Öffentlichkeit. Wie ich hungrig aus dem Laden gegangen war, weil sie mir mit ihren Kommentaren den Appetit verdorben hatte. Wie ich nicht mit meiner besten Freundin darüber sprechen konnte, weil sie sich ihrerseits weigerte, über ihre Probleme mit mir zu sprechen. Man konnte mit Fug und Recht behaupten, dass gerade wirklich vieles wirklich beschissen war, lautete mein letzter Gedanke, bevor meine Arme ihren Dienst verweigerten. Ich konnte sie nicht länger oben halten und ließ sie kraftlos neben meinem Körper baumeln.

»Ich ... kann ... nicht mehr«, schnaufte ich. Wie atemlos

ich war, dass ich schwitzte und mein Puls raste, merkte ich erst jetzt.

Noël ließ die Schoner ebenfalls sinken und lächelte mich an. Auch auf seiner Stirn glänzten die Schweißperlen. »Besser?«, fragte er, und ich nickte augenblicklich.

»Auf jeden Fall«, sagte ich, lächelte zurück und merkte selbst, dass etwas von dieser Zufriedenheit, die ich gerade spürte, auch in meinen Augen ankam.

»Ärger braucht einfach einen Weg nach draußen, und was gibt es da Besseres, als das zu tun, was man eigentlich am liebsten tun würde – einfach draufzuhauen.« Er streifte sich die Schoner von den Armen und ließ sie zu Boden fallen. Dann kam er zu mir und nahm meinen linken Arm in seine Hände. Er begann, den Klettverschluss zu lösen und das Band langsam aufzuwickeln.

»Du hast ganz schön Power, Luca«, sagte er und seine Bewegungen schienen immer langsamer zu werden. Ich atmete immer noch schnell ein und aus. Eine Schweißperle hatte sich aus dem Haaransatz an meiner Schläfe gelöst und rollte gemächlich über meine Wange. »Das gefällt mir.« Noël zog den Handschuh von meiner Hand, wobei er sie länger festhielt als nötig. Er ließ sie nur los, um mich auch von meinem zweiten Handschuh zu befreien. Ich wusste nicht, ob es an meinem ohnehin schon erhöhten Puls lag oder daran, dass mir der Schweiß lief und ich atemlos war, doch alles daran, wie Noël den Verschluss öffnete, mich entblätterte und auszog, war heiß. Mit Verschluss öffnen, entblättern und ausziehen könnte er direkt weitermachen. Ich beobachtete ihn, sah seine leicht zusammengezogenen Augenbrauen, als wäre er höchst konzentriert. Registrierte, wie die Nasenflügel seiner geraden Nase mit jedem Atemzug bebten und eine Anstrengung verrieten, die aus seinem restlichen Gesicht nicht abzulesen war. Als hätte er meinen Blick gespürt, schaute er auf und mir in die Augen. Mir war heiß. Mein Atem wurde immer schneller. Alles brannte.

Noël schaute mich an, die Augenbrauen zusammengezogen, während er mein Gesicht erforschte. Als sein Blick wieder meinen traf, zeichnete sich ein wissendes Lächeln auf seinen Lippen ab. Er hatte mich betrachtet und alles gesehen. Auch ich sah, was er dachte, und wollte dasselbe. Ich grinste verwegen zurück, entzog mich seinen Händen, die meine immer noch hielten, und wanderte tastend seinen Torso hinauf. Meine Hand legte sich in seinen Nacken. Ich wollte ihn zu mir herunterziehen, doch Noël nahm mein Gesicht in die Hand, lehnte sich über mich und zögerte keine Sekunde, bevor er mich küsste. Seine Hände vergruben sich in meinen Haaren, und er presste sich an mich. Noël küsste mich mit einer Leidenschaft, die mich taumeln ließ.

Er hielt kurz inne. »Ist es okay, dass ich dich küsse?«, fragte er heiser, und ich nickte atemlos. Wer so küsste, mit dem musste man Sex haben. Ich schlang meine Arme um seinen Rücken, um ihn noch näher an mich heranzuziehen. Seine Lippen verließen meinen Mund, küssten mein Kinn, meinen Kiefer entlang, und als sie den Punkt vor meinem Ohr trafen, hörte ich sein gemurmeltes Stöhnen. Ein Leuchtfeuer entzündete sich in mir. Ich wollte ihn nicht länger an mich heranziehen, ich wollte ihn ausziehen. Ich griff den Stoff seines Shirts und zog es aus dem Bund seiner

Hose. Meine Finger berührten seine nackte Haut, ich spürte dasselbe Feuer wie auf meinen Handflächen, als er mich zum ersten Mal berührt hatte.

Doch es schmerzte nicht. Meine Finger wanderten in den Bund seiner Hose und folgten ihm bis nach vorne zu seinem Bauch.

»Stopp, stopp, stopp, stopp«, murmelte er und zog sich vorsichtig zurück. »Das geht nicht ... die Kids kommen gleich ...«, keuchte er.

»Aber wir zuerst«, raunte ich und zog ihn wieder an mich.

»Fuck, Luca«, hörte ich ihn noch brummen, bevor er sich wieder an mich drängte. Ich spürte die Erregung in jeder Faser meines Körpers und seine, die sich gegen meinen Schritt presste. Ich wollte so unbedingt mit ihm Sex haben.

»Krass, ihh, was machen die denn da?«

Erschrocken fuhren wir auseinander. Selma stand in der Tür zur Sporthalle, hinter ihr ihre beiden Lakaien.

Verlegen strich sich Noël durchs Haar, die gar nicht durcheinander waren. Meine Hände hatten sich bei ihrer Erkundungstour schließlich auf seinen Torso beschränkt. Meine Gedanken drohten direkt wieder abzudriften, und ich dankte der Evolution dafür, dass man körperliche Erregung bei Frauen von außen nicht so leicht sehen konnte. Noël stopfte sein Shirt zurück in den Bund.

»Ihr seid ja schon da«, sagte er mit auffällig hoher Stimme und musste sich einmal räuspern, um wieder wie er zu klingen. »Ist es denn schon so spät?«

»Es ist halb drei«, sagte Selma, und es klang mehr nach

einem Vorwurf als nach einer Antwort. Die Mädchen warfen mir noch einen Blick zu, bevor sie Noël in den Flur folgten. Ob dieser vorwurfsvoll oder neugierig war, konnte ich nicht deuten.

Mich beschäftigte eher die Frage, was da eben passiert war. Noël? Sicherlich war er attraktiv – aber doch überhaupt nicht mein Typ! Und gleichzeitig: Von einer solchen Leidenschaft übermannt zu werden, das kannte ich nicht. Vielleicht lag es daran, dass mein Körper sowieso schon erhitzt und somit in einer Art Erregungszustand war. Ganz sicher, daran hatte es gelegen. Wieso hatte mich nie jemand über diese Nebenwirkung von Sport aufgeklärt?

12

▷ Everybody Supports Women – Sofia Isella

—

Ich hatte das Wochenende genutzt, um meinen Muskelkater in den Armen auszukurieren und mich schön tief in einen gedanklichen Strudel wegen Noël und unseres Kusses zu graben. In aller Ausführlichkeit hatte ich versucht, mich an jedes Detail zu erinnern, um es noch ausführlicher analysieren zu können. Dass am anderen Ende der Gleichung nichts Vernünftiges herauskommen würde, war mir auch klar. Aber jeder brauchte seine Hobbys. Außerdem lenkte es mich davon ab, dass mit Charles immer noch Funkstille herrschte, und somit tat ich mir ja eigentlich etwas Gutes.

Dennoch war ich nicht mehr so überzeugt davon, dass das, was da zwischen Noël und mir passiert war, tatsächlich gut war. Ohne den Rausch der Leidenschaft und das pulsierende Gefühl in meinem Körper blieb nur die etwas schale Erkenntnis, dass ich mit genau dem einen Typen, der faktisch gerade so etwas wie ein Vorgesetzter war und mit dem ich keine Gemeinsamkeiten teilte und den ich gerade so an der Oberfläche leiden konnte, heftig und leidenschaftlich vor Teenagern geknutscht hatte.

So war es nur hausgemacht, dass ich am Montag früh aus einem verwirrenden Traum hochschreckte, in dem ich Noël küsste und er zu Stein erstarrte. Als ich ihn antippen wollte, zerbröselte er in Millionen kleine Kiesel. Ich brauchte einige Minuten, um die Realität von dem Traum abzugrenzen. Um den Rest des klebrigen Gefühls, das der Traum hinterlassen hatte, würde nur eine kalte Dusche helfen. Ich hasste kaltes Duschen, doch ich war zu unserem wöchentlichen Treffen mit Amelie verabredet und musste Noël so schnell wie möglich aus meinem System bekommen.

Amelie hatte meinen Scherz vom letzten Mal wohl nicht vergessen und uns für dieses Treffen in einem ihrer Konferenzräume eingemietet. Mein Portemonnaie dankte es ihr, mein Hungergefühl nicht. In lockerem Plauderton erzählte sie von einem Wochenendausflug nach Brandenburg, während ich meinen Laptop neben mein Handy auf den Tisch legte. Just in diesem Moment leuchtete der Screen meines Handys auf, und ich sah Noëls Namen. Hastig griff ich danach, als würde ich auffliegen, wenn Amelie davon Wind bekäme. Dass sie weder Noël kannte noch unsere Beziehung zueinander, geschweige denn etwas über den vergangenen Freitag wusste, spielte keine Rolle. Ich entsperrte den Bildschirm und öffnete seine Nachricht.

Ich freu mich, dich später zu sehen.

Mir rutschte das Herz in die Hose und mein Rückgrat gefühlt gleich hinterher. Denn mein erster Impuls war, mich einfach krankzumelden. Auf das Antwort-Feld zu tippen, ein kurzes »Bitte entschuldige, aber ich muss mich für heute abmelden, ich bin krank« zu tippen und dann den Kontakt zu blockieren. So lange, bis mein Rückgrat sich wieder zusammengesetzt hatte und an seine ursprüngliche Stelle gewandert war. Auch wenn ich wollte, so kindisch konnte ich mich nicht verhalten. Ich antwortete also gar nicht, sondern sperrte mein Display wieder und legte das Handy mit dem Screen nach unten auf den Tisch. Weitere Ablenkungen konnte ich nicht gebrauchen.

Amelie hatte in der Zwischenzeit ihren Laptop mit dem großen Screen an der Wand des Konferenzraumes verbunden.

»So, genug geplaudert«, sagte sie und startete ihre Präsentation. »Ich habe wie besprochen eine erste Auswahl an Models gemacht, die passen könnten. Wie wir besprochen hatten, setzen wir auf Natürlichkeit und Diversität.«

Amelie hatte in der Präsentation die Setcards der Models aufbereitet und ihre Bilder im Anschluss in verschiedenen Konstellationen und Arrangements zusammengestellt. Für die Kampagne brauchten wir vier oder fünf Models, um den diversen Ansatz transportieren zu können. Dennoch sollten unsere Models auf gewisse Weise harmonieren. Zwölf Models zeigte mir Amelie, alle sahen natürlich aus, und alle sahen besonders aus. Vor allem besonders schön. Je länger wir die Fotos durchgingen und unterschiedliche Zusammenstellungen diskutierten, desto deutlicher spürte ich das Ziepen in meinem Bauch. Kein gutes Zeichen.

Ich seufzte.

»Was ist los?«, fragte Amelie.

»Ich weiß auch nicht. Irgendwas sitzt nicht.«

Verdrossen schaute sie von mir zum großen Screen an der Wand.

»Und was genau?«

Ich seufzte wieder. »Das weiß ich leider noch nicht. Ich habe nur dieses Gefühl, dass es einfach noch nicht passt.«

»Soll ich neue Models suchen?«, fragte Amelie, die Hoffnung auf eine schnelle Lösung in ihrer Stimme war deutlich zu hören.

Ich schüttelte den Kopf. »Nein, deine Auswahl ist gut. Sie sind nur alle so …«

»Ja?«

»Na ja, sie sind so schön.«

Das Ziepen in meinem Bauch winkte noch mal und verabschiedete sich. Das war es also.

»Wie bitte?«, fragte Amelie zögernd.

Ich nickte. Ich war da auf der richtigen Spur, geradewegs zu auf den Störfaktor. »Ja, diese Models haben einen tollen natürlichen Look, ihre Polaroids ohne Make-up sind toll. Aber sie sehen nach wie vor nach Models aus.«

»Und wo genau liegt da das Problem?« Amelie klang vorsichtig, sie konnte meinen Gedanken ganz offensichtlich nicht folgen.

»Es ist leicht, den Leuten Natürlichkeit aufzuschwatzen, wenn man selbst mit einem solchen Äußeren gesegnet ist.« Ich stand von meinem Stuhl auf, ging vor zum großen Screen an der Wand und zeigte auf das Bild des Models. Ihre strahlende Haut war hellbraun, und ihre Augen wirkten auf allen Bildern fast schwarz. Um die Nase herum hatte das Model zahlreiche rötlich-braune Sommersprossen, die farblich mit ihrem kupferfarbenen Afrohaar harmonierten. Die Frau auf den Bildern war wunderschön.

»Ihr Gesicht und ihre Proportionen sind perfekt. Diese feine Nase und die geschwungenen Lippen entsprechen absolut unserem gängigen Schönheitsideal. Ich wette, wir könnten millionenfach in das Bild reinzoomen und würden nicht eine einzige Pore sehen, von einer Unreinheit ganz zu schweigen.«

»Entschuldige, Luca, aber das ist doch Quatsch.«

»Nicht wirklich«, entgegnete ich und zeigte jetzt auf Amelie. »Aber du kannst das vielleicht nicht verstehen, denn du bist auch genau das, was unsere Gesellschaft als wunderschön bezeichnet.«

»Was?«

Jetzt klang sie ein klein wenig schrill. Wo ihr Problem lag, konnte ich allerdings nicht nachvollziehen. Hatte ich nicht gerade etwas sehr Nettes zu ihr gesagt? Vielleicht hatte sie mich missverstanden.

»Das sollte ein Kompliment sein«, schob ich daher hinterher und hoffte, dass sich der Wind damit wieder drehte. Doch das passierte nicht.

»War es aber nicht. Du hast mich auf mein Äußeres, meine vermeintliche Schönheit«, sie malte mit ihren Fingern Anführungszeichen in die Luft, »reduziert. Aber stell dir vor, auch ich habe Probleme mit meinem Äußeren. Auch ich struggle mit meinem Körper und meinem Gesicht und traue mich an den meisten Tagen gar nicht ohne Make-up aus dem Haus. Weil ich im Gesicht, im Dekolleté und sogar am Rücken Aknenarben habe. Und diese Probleme, die ich mit mir habe, sind sicherlich nicht weniger schlimm als deine.«

»Was?« Dieses Mal klang ich vermutlich ein wenig schrill, weil ich meinen Ohren kaum traute. Ich wäre im Leben nicht auf den Gedanken gekommen, dass sich unter dieser makellosen Oberfläche Narben befinden könnten. »Wirklich, Amelie, wenn ich so aussehen würde wie du, würde ich wie eine Göttin durchs Leben gehen!«

»Siehst du, und das ist genau der Punkt. Denn für mich tust du das jetzt schon«, sagte Amelie. »Seit du hier das erste Mal reingekommen bist, bewundere ich dich so sehr für dein Selbstbewusstsein und diese Souveränität, die du ausstrahlst. Ich würde sofort mit dir tauschen, denn du hast wirklich etwas ganz Besonderes an dir.«

Ich war komplett verwirrt. Da stand diese perfekte Person vor mir und sagte mir, sie wäre gerne ich. Natürlich war mir aufgefallen, dass sie immer geschminkt war, aber ich hatte gedacht, das tat sie, weil sie eben eine *von diesen Frauen* war.

»Aber ich bin definitiv nicht das, was man ein Schönheitsideal nennt. Ich bin zu groß, ich bin zu dick, aber auch nicht dick oder wohl proportioniert genug, um einer gewissen Ästhetik zu entsprechen. Glaub mir, du willst nicht ich sein.«

»Ich nehme dich gar nicht als dick wahr.«

»Meine Frauenärztin schon«, brummte ich und wunderte mich selbst über meine Worte. Wo in meinem Gehirn hatte ich gerade denn diese Brücke geschlagen?

»Wie meinst du das?«, fragte Amelie.

Ich kam mir lächerlich vor, wie ich da immer noch verloren vor dem Screen stand, also setzte ich mich wieder auf meinen Stuhl. »Ich denke, es gibt doch einen bedeutenden Unterschied zwischen uns. Wenn du zum Arzt gehst, wird dir nicht als Erstes immer geraten abzunehmen.«

Amelie wirkte ehrlich schockiert. »Das ist dir mal passiert?«

»Oh, nicht nur einmal«, antwortete ich mit einem kleinen zynischen Lachen. »Das passiert mir ständig. Erst letzte Woche wieder, als ich wegen meiner Regelbeschwerden bei einer neuen Gynäkologin war. Vermutlich hat sie mir bei der Beschreibung meiner Beschwerden gar nicht richtig zugehört. Sie hat mich zwar untersucht, aber das im Schnellverfahren. Sie hat mich gesehen, und für sie war klar, dass mein Gewicht die Quelle allen Übels ist.«

Amelie rutschte über die Stühle zwischen uns, bis sie auf dem direkt neben mir angekommen war. »Luca, das geht *gar nicht!*« Sie betonte jedes Wort einzeln. »So was dürfen die doch nicht, da bist du wirklich in einer absolut beschissenen Arztpraxis gelandet.«

»Davon scheint es in Berlin leider einige zu geben.«

»Nicht meine! Ich gebe dir ihren Kontakt, die ist super und nimmt sich immer Zeit.«

Ich lächelte müde. »Ja, mach das ruhig.«

Mir wurden schon zu oft Praxen empfohlen, die sich immer als Reinfall herausgestellt hatten. Und wieso? Weil sie mir von meinen schlanken und normschönen Freundinnen empfohlen wurden, denen ganz anders begegnet wurde als mir. Normschönheit, das war ja auch so ein Wort.

Ich seufzte und steuerte unser Gespräch zurück zu den Models: »Ich glaube, genau das ist auch mein Schmerzpunkt mit den Models und vielleicht auch mit der ganzen Kampagne. Wir wollen aussagen, dass Natürlichkeit etwas Erstrebenswertes ist. Aber zeigen wir das auch?«

Amelie berührte das Touchpad ihres Laptops und weckte ihn und damit auch den Screen aus dem Ruhemodus. Sie skippte durch die Bilder der einzelnen Models und schüttelte langsam den Kopf. »Scheiße, du hast recht«, sagte sie nach einer Weile.

Ich blickte amüsiert auf. Die perfekte Amelie fluchte, ohne mit der Wimper zu zucken? Sie schaute weiter die Bilder der Models an und legte die Stirn in Falten. Dahinter ratterte es ordentlich, das war nicht zu übersehen.

»Wir könnten uns zuerst Merkmale oder Kategorien überlegen, die wir auf jeden Fall sichtbar machen wollen, und ich gehe danach die Setcards durch und stelle eine neue, angepasste Auswahl zusammen?«, schlug Amelie vor. Wir schauten uns an und wussten beide, dass das nicht die Lösung war.

»Aber was machen wir dann?«, fragte Amelie schließlich, und ich konnte nur mit den Achseln zucken.

Wir hatten das Problem mit der Kampagne erkannt. Aber ich hatte im Moment keine Ahnung, wie wir es lösen konnten.

13

▷ Schön genug – Haller

—

Mein Gehirn lief auf Hochtouren, als ich auf den Hof des Jugendhauses rollte. Die Kreativabteilung in meinem Kopf feuerte eine Idee nach der anderen ab, hatte aber leider den Leitsatz »Qualität statt Quantität« vergessen. Als mir eine Kampagne mit Knetfiguren vorschwebte, zog ich die gedankliche Reißleine. Knetfiguren in einer Werbekampagne für Make-up zu benutzen, das war in etwa so sinnvoll, wie bei einem One-Night-Stand mit Coitus interruptus verhüten zu wollen. Dieser Gedanke führte mich zwangsläufig zu Noël.

Noël, der sich nach eigenen Worten auf dieses Wiedersehen freute. Ich dagegen war nach meinem Gedankenmarathon am Wochenende verwirrter denn je. Zögernd öffnete ich die Tür zum Jugendklub und lauschte ins Innere. Ich hörte nichts. Vielleicht könnte ich unerkannt durch den Flur zur Toilette und dort erst mal eine längere Sitzung vorgaukeln. Damit würde ich schon so um die fünfzehn Minuten vollkriegen, und das wäre schon eine Viertelstunde weniger, die ich mit ihm verbringen musste. Ich zog die Tür leise hinter mir zu. Bis auf ein leises Klicken war nichts zu hören. Zufrieden drehte ich mich um und erstarrte. Noël lehnte im Rahmen zum Aufenthaltsraum und grinste mich breit an. Sein Outfit war ungewöhnlich, denn statt sportlicher Kleidung wie üblich trug er heute helle Chinos und ein khakifarbenes Polo. Das entsprach natürlich überhaupt nicht dem, was *mein Typ* für gewöhnlich so trug. Doch leider musste ich insgeheim zugeben, dass es ihm wirklich gut stand.

»Falls das der Versuch war, einen Einbruch zu verüben, kann ich dir gleich sagen, dass es hier nichts Wertvolles gibt, das man klauen könnte.«

»Ich bin mir sicher, die Schlagpolster sind ein paar Euro wert.« Ich wollte einen starken Konter liefern, doch geliefert hatte ich vor allem einen Bogen zu vergangenem Freitag. Auch aus der Entfernung konnte ich das Aufflackern seiner Augen sehen. Und mit einem Mal war sie wieder zurück: die Hitze, von der ich mittlerweile sicher gewesen war, dass ich sie mir nur eingebildet hatte. Noël löste sich vom Türrahmen und kam auf mich zu. Mit jedem Schritt stieg die Temperatur in dem sonst so kühlen Gebäude rapide an.

Ich verfiel in Panik. »Ich muss ins Büro«, presste ich heraus und floh in den Raum links von mir, bevor er mich erreichte. Ich schmiss meine Tasche auf den Schreibtisch und stützte mich mit den Armen ab. Mein Atem ging schnell. Keine Sekunde später trat Noël hinter mir ein. Wirklich gut durchdacht hatte ich meine Flucht in diesen Raum nicht. So gar nicht eigentlich, stellte ich fest, als ich mich umdrehte und sah, wie Noël die Tür hinter sich schloss und sich anschließend dagegen lehnte.

»Hi Luca«, sagte Noël, und es klang wie ein Schnurren. Seit wann genau hatte er eine Stimme, von der ich wollte, dass sie in meinem Ohr wohnte?

»Hi Noël.« Ich dagegen klang wie ein Vierzehnjähriger im Stimmbruch.

»Geht's dir gut?«, fragte Noël. Seine Belustigung über mich oder die Situation war nicht zu leugnen, was meine Verunsicherung nur noch wachsen ließ.

Ich räusperte mich. »Klar, wieso sollte es auch nicht? Und dir?«

»Es geht so«, sagte er und zog eine mitleiderregende Schnute. Mag sein, dass Wimpernklimpern bei anderen funktionierte, bei mir erreichte er damit allerdings gar nichts. Egal, wie hübsch sein Mund war.

»Was fehlt dir?«, fragte ich unterkühlt. Doch leider griff ich auch dieses Mal daneben. Mit Schrecken beobachtete ich, wie sich Noël in gefühlter Zeitlupe von der Tür abdrückte, mit drei Schritten den Raum durchquerte und direkt vor mir stehen blieb.

»Du«, brummte er und drückte seine Lippen auf meine, bevor ich noch mal Luft holen konnte. Augenblicklich stand der Raum in Flammen. Auch mein Gehirn schien zu überhitzen, denn anstatt das hier sofort abzubrechen und ihn wieder von mir zu schieben, fuhren meine Hände in sein Haar am Hinterkopf. Noël schlang die Arme um mich, und ich spürte, wie sich seine Hände nicht lange an meinem Rücken aufhielten, sondern geradewegs nach unten zu meinem Po wanderten. Er packte mich, und während sich die Härchen an meinen Armen zu seinem Raunen aufstellten, hob er mich auf den Schreibtisch. Intuitiv öffnete ich die Beine und griff nach seinem Poloshirt. In einer fließenden Bewegung zog ich ihn zu mir und streifte ihm sein Shirt über den Kopf.

»Keine gute Idee«, murmelte er, während er zart in meine Unterlippe biss. Er hielt den Kopf, als wollte er mir keine Chance geben, mich diesem Kuss zu entziehen. Mit der anderen Hand streichelte er meinen Hals, meinen Arm und berührte dabei manchmal, wie zufällig, die Außenseite meiner Brust. Dass das nicht gerade der Definition einer guten Idee entsprach, war mir schon auch klar, doch meinem Körper war das scheißegal. Der schrie förmlich danach, Noël überall auf und in ihm zu spüren. Ich warf Noëls Shirt in eine unbestimmte Richtung neben mich. Ich konnte keine Sekunde mehr warten, meine Hände wollten, nein mussten schnellstmöglich zurück zu ihm und seinem nackten Oberkörper. Seine Haut fühlte sich warm und weich an und schimmerte rosig, sein Körper dagegen fest und stark. Ich fuhr mit den Fingern sein Schlüsselbein entlang, über die Wölbung seiner Brust und seiner Bauchmuskulatur. Ich konnte mich nie für Sixpacks begeistern, sie waren mir immer drahtig und hart vorgekommen, und ich unterstellte Männern, die sie trugen, verbissen zu sein und ohne Hang zum puren Genuss. Doch die Art, wie Noël mich küsste, wie leidenschaftlich er mich berührte und hielt, zeigte mir ganz deutlich, dass das hier gerade für ihn nicht weniger als die Essenz von Genuss war.

»Du hast recht, wir sollten uns dringend auch hierum kümmern«, sagte ich in seine Halsbeuge, als meine Finger am unteren Ende seines Bauches den Knopf seiner Hose fanden.

Er versuchte nicht noch einmal, mich zum Aufhören zu bewegen. Mir schien, als sei der letzte Wille zur Vernunft gefallen. Noël streichelte ein letztes Mal meine Brust. Sein schweres Atmen zeigte mir, wie er es genoss, dass sich meine Brustwarzen durch seine Berührungen aufrichteten und ihm entgegenstreckten. Er unterbrach unseren Kuss, schaute mich an und studierte mein Gesicht, als sein Daumen die aufgerichtete Spitze meiner Brust ein letztes Mal umkreiste, bevor er seine Hände weiter nach unten gleiten ließ. Er strich über die untere Wölbung meiner Brust und berührte meinen Bauch. Ich zog ihn reflexartig ein.

Noël stoppte.

»Alles okay?«, fragte er und schaute mir direkt in die Augen.

»Alles bestens«, flüsterte ich und küsste ihn. Das war es nicht, denn ich wurde nicht gerne am Bauch berührt, vor allem nicht im Sitzen, wenn sich die gesamte Masse auf noch weniger Platz zusammenquetschte und dann nach außen quoll. Doch dieses wunderbare Gefühl von Erregung und Leichtigkeit wollte ich mir nicht durch meine eigenen Komplexe ruinieren lassen. Er erwiderte meinen Kuss. Doch bevor er seine Hand weiter auf Erkundungstour über meinen Bauch schicken konnte, klingelte ein Handy.

»Mist«, murmelte Noël. Er nahm den Kopf zurück und schaute mich an.

»Was ist das?«, fragte ich atemlos. Ich konnte eigentlich keine weitere Unterbrechung gebrauchen, mein Kopf hatte gerade so schön Funkstille, und ich wusste nicht, wie lange das noch so bleiben würde.

»Mein Wecker«, antwortete er und zog sein Smartphone aus der hinteren Hosentasche. Er tippte darauf herum, und das nervige Klingeln verstummte.

»Aber wieso denn um diese Zeit?«

Noël grinste breit. »Damit Selma uns kein zweites Mal erwischt.«

Ich riss die Augen auf. »Du hast das geplant?«, fragte ich lauter als beabsichtigt. Ich schob ihn von mir und sprang von dem Schreibtisch auf meine Füße. Meine Haare brachte ich mit zwei Griffen wieder in Ordnung, dann strich ich mein Shirt glatt.

Noël lachte. »Sagen wir: Ich hatte darauf gehofft. Nur mit einem besseren Ausgang.« Er lächelte, packte meine Hüfte und zog mich wieder an sich. »Die Sache ist nur die«, sprach er weiter, wobei sein Blick auf meine Lippen geheftet war, »wir sind noch lange nicht fertig hier.«

Damit zog er mich in einen weiteren Kuss, und der kurze Moment der Entrüstung, der sich in mir geregt hatte, verpuffte ins Nichts. Irgendwann zwischen einer Sekunde und einem Lichtjahr später kam ich wieder zu mir und wurde mir der Situation bewusst.

»Noël«, flüsterte ich in den Kuss hinein. »Du hast dein Shirt noch nicht wieder an.«

»Unfair, nicht wahr? Es wäre nur gerecht, wenn du deins auch ausziehst.«

Auf. Gar. Keinen. Fall. Dafür gab es zu viel Licht um uns und zu wenig Pisco Sour in mir.

»Hast du zufällig auf Snooze gedrückt?«, erinnerte ich ihn an seinen Wecker und den Grund, warum er ihn gestellt hatte. Ich hörte sein kehliges Seufzen ganz deutlich und spürte seinen Widerwillen, das hier zu beenden. Ein letztes Mal küsste er mich noch stürmischer und noch intensiver, und gerade, als ich bereit war, jegliche Vernunft einfach sein zu lassen, hörte er urplötzlich auf.

»Okay, stopp«, keuchte er, bückte sich nach seinem Shirt, das neben ihm auf dem Boden lag, und zog sich drei Schritte zurück. Er schlüpfte in das Kleidungsstück, und überraschenderweise war ich traurig, dass dieser schöne Körper einen Moment später wieder verhüllt vor mir stand. Ich wollte Noël oberkörperfrei sehen, ich wollte ihn nackt sehen und wollte ihn nackt erleben. Ich wollte ihn berühren, küssen, befriedi- … halt, stopp!

Ich schüttelte den Kopf und gab mir eine leichte Backpfeife, um diese mehr als verlockende Vorstellung aus meinem Kopf zu bekommen.

»Davon könnte ich auch eine gebrauchen«, sagte Noël und versuchte, sein Haar wieder in Form zu bringen.

»Soll ich?«, fragte ich im Spaß.

Noëls Augen verdunkelten sich, wieder aufflammende Erregung zeigte sich deutlich auf seinem Gesicht. »Besser nicht. Sonst kommen wir hier nie rechtzeitig raus.«

»Na gut«, murmelte ich, zuckte nonchalant mit den Schultern und zwinkerte ihm zu.

»Lass das!« Es klang fast wie ein Fauchen. »Bitte, Luca, zwinkere nicht, zieh keine Schnute, lächle nicht, lehn dich nicht so keck am Schreibtisch an, beweg dich nicht – bitte, sei einfach einen Moment lang nicht so unglaublich heiß.« Er klang ehrlich verzweifelt.

»Ich werd mir Mühe geben«, sagte ich betont fröhlich und klatschte in die Hände. »Also dann, legen wir mal los.« Es einfach zu ignorieren war die einzige Art, mit einem Kompliment umzugehen. Denn sonst bildete ich mir noch etwas darauf ein, und die Chance war sehr hoch, dass er diese Worte gerade nur von sich gegeben hatte, weil sich sein gesamtes Blut im Schwellkörper seines Penis befand.

»Geh schon mal vor, ich komme gleich«, antwortete er und trat zur Seite, um mir die Tür frei zu machen.

»Oh, das glaube ich gerne«, grinste ich und öffnete die Tür.

Die ersten Kids trudelten eine Viertelstunde später ein, doch Selma war heute nicht dabei. Nur ihre beiden Freundinnen, deren Namen ich vermutlich nie erfahren würde, ohne aktiv danach zu fragen. Die Gruppe heute war überschaubar, es waren nur sieben Kinder aufgetaucht und damit die perfekte Anzahl, um den Hof zu begrünen. Gemeinsam schleppten wir die Hochbeete von der Seite des Gebäudes nach vorne und suchten geeignete Plätze für sie, damit sie auch im Herbst und Winter noch genügend Sonne abbekommen würden. Wir kleideten die Beete mit der Folie aus und befüllten sie mit Erde. Dann gruben wir einen Setzling nach dem anderen ein. Da ich von Botanik ungefähr so viel Ahnung hatte wie von Bewegungslehre, war ich mehr als überrascht gewesen, als ich erfahren hatte, dass man selbst im Spätsommer und Herbst noch richtige Pflanzen ansetzen konnte. Das Gartencenter hatte dem Jugendhaus verschiedene Kräuter wie Petersilie und Rucola, aber auch Lauch, Feldsalat, Radieschen und Kohl geschenkt.

Noël stand mit vier Kindern an dem einen Hochbeet, ich mit den restlichen drei am anderen. Wir arbeiteten alle simultan, und er und ich versuchten, uns geflissentlich zu ignorieren. Wenn wir doch mal gleichzeitig hochschauten und unsere Blicke sich trafen, begann mein ganzer Körper augenblicklich zu pulsieren, und ich sah, wie sich auch Noël anspannte. Das hier war für uns beide eine Tortur, und das war vielleicht der einzige Trost, den es in dieser Situation für mich gab. Umso erleichterter war ich, als der Nachmittag sich endlich dem Ende zuneigte. Es waren noch nicht alle Kinder gegangen, als auch ich meine Sachen packte, ein flüchtiges *Tschüss* in den Aufenthaltsraum warf und zusah, dass ich Land gewann. Noëls enttäuschtes Gesicht hatte ich ganz genau gesehen, aber ich konnte mich nicht zweimal an einem Tag in eine so unkontrollierte Situation wie die einige Stunden früher im Büro begeben. Eigentlich hätte das überhaupt kein zweites Mal passieren dürfen. Zumal mir nicht einmal klar war, woher diese Anziehung kam. Noël war einfach zu glatt, zu schön, und es gab wenig, was mich mehr langweilte als generische Schönheit. An ihm war keine dunkle Seite zu entdecken, kein Abgrund tat sich auf, den er zu verstecken versuchte. Noël war einfach attraktiv, nett – und stinklangweilig. Zugegeben, ich wusste eigentlich gar nichts über sein Privatleben, aber was konnte da schon passieren außer Sport und vielleicht Smoothies machen? Im Prinzip bot Noël nicht die kleinste Reibungsfläche, und ich verstand einfach nicht, wie es dann sein konnte, dass im Bruchteil einer Sekunde diese surreale Hitze zwischen uns entflammte, sobald wir zu nahe beieinanderstanden. Im Grunde spielte es auch keine Rolle. Denn ich hatte definitiv kein Interesse daran, mir die Finger zu verbrennen.

14

▷ Bad Girls – M.I.A.

—

Zeit war ein seltsames Phänomen. Manchmal schnippte man nur einmal mit dem Finger, und ein ganzer Sommer war vorbei. Dann gab es diese Tage, die nie zu enden schienen. Leider tendierten diese häufig dazu, eine Aneinanderreihung besonders anstrengender Momente zu sein. Dieser Montag gehörte eindeutig zur letzten Kategorie.

Ich war noch zur Genüge damit beschäftigt, die Knutschszenen aus dem Büro, die immer wieder vor meinem inneren Auge aufblitzten, zu verdrängen, also hatte ich keine mentale Bandbreite für weitere To-dos. Man konnte jetzt natürlich argumentieren, dass Ablenkung die beste Hilfe war. Allerdings bestand meine Abendplanung aus einem spontanen Besuch bei Barbara, und meine Mutter war vieles, aber keine willkommene Ablenkung.

»Komm rein, Liebes«, begrüßte sie mich, und ich folgte ihr ins Wohnzimmer. Meine Mutter lebte großzügig auf 75 Quadratmetern. Das aber auch nur, weil sie diese Wohnung schon seit Jahrzehnten gemietet hatte. Ich war hier aufgewachsen, und mein früheres Kinderzimmer war nun ein Lesezimmer. Mit dem gemütlichen Sofa und dem gigantischen Bücherregal unterschied es sich nicht wesentlich vom Wohnzimmer, wobei ich mich hütete, das zu thematisieren. Vermutlich hatte sie einfach keine andere Verwendung für den Raum. In eine kleinere Wohnung zu ziehen kam für sie auch nicht infrage. Zum einen war ihre Miete dank des alten Mietvertrags für heutige Verhältnisse verschwindend gering, sodass sie sie mit ihrer Rente entspannt zahlen konnte und für eine neue, kleinere Wohnung vermutlich sogar mehr zahlen müsste. Zum anderen lag die Wohnung im Erdgeschoss des Wohnhauses, es gab also auch mit Blick auf die Zukunft keinen faktischen Grund umzuziehen. Ich mochte die alte Wohnung, in der so viele Erinnerungen steckten – manche davon waren mit Magneten an den Kühlschrank gepinnt, wie der Ausflug in den Filmpark Babelsberg zu meinem dreizehnten Geburtstag.

Trotzdem war ich erleichtert gewesen, als ich nach dem Abitur ausziehen konnte, da mir schon damals bewusst gewesen war, dass ich mich nur so zu einer eigenständigen Person und einem eigenen Menschen würde entwickeln können.

»Also, Mutti, was hab ich vergessen?«, fragte ich sie.

Sie war um den Esstisch herumgegangen, der in der hinteren Ecke des Raumes stand, und zeigte auf eine Packung Teelichter. »Die hier.«

Ich stöhnte auf. »Danke dir. Aber, Mama, das sind nur Kerzen, wieso war es so wichtig, dass ich die heute noch abhole?«

»Weil ich eine Überraschung für dich habe«, flötete

meine Mutter, griff unter den Tisch und beförderte ein kleines Paket zutage.

Mir schwante Böses. »Was ist das?«

Meine Mutter strahlte übers ganze Gesicht, als sie den Karton öffnete.

»Das hier ist eine ganz tolle Saftkur«, setzte sie an. Sie räumte kleine Glasfaschen heraus und arrangierte sie auf dem Tisch in Grüppchen, die jeweiligen Farben beieinander: Gelb, Orange, Grün, Dunkelrot und Schwarz. Schwarz? Was sollte da denn drin sein, Tinte? Ich bekam schon Tinnitus allein bei dem Wort *Saftkur*.

Die Saftkur-Tupperparty war wirklich der Tiefpunkt ihrer bisherigen Bemühungen, und heute war definitiv nicht der Tag, an dem ich das gut aushalten konnte. Ich wollte am liebsten direkt Reißaus nehmen.

»Ich habe das auf Facebook gesehen und dachte sofort an dich«, plauderte sie fröhlich weiter, während sie jede Sorte einmal in die Hand nahm und mir hinhielt, sodass ich mir das Etikett genau anschauen konnte. Wollte ich nicht, doch leider war ich die Einzige, die kein Interesse an diesem Verkaufsgespräch hatte. Eine Entscheidung für oder gegen das Produkt konnte ich sowieso auch nicht treffen.

»Schau mal, hier sind Ingwer und Ananas drin, das magst du doch so gern«, pries Barbara mir jetzt den orangefarbenen Saft an. Ich hasste Ananas. »Jedenfalls geht das auch nur sieben Tage, und alle auf Facebook sagen, dass man sich danach viel besser fühlt, richtig verjüngt.«

»Wieso machst du die Saftkur dann nicht?«, fragte ich sie.

»Ach, papperlapapp, was soll ich denn damit?«

Klar. Wie konnte ich auch nur auf diesen abwegigen Gedanken kommen, bei all der Begeisterung, die aus meiner Mutter schwappte? Aber natürlich galt die Begeisterung nicht ausschließlich dem Saft. Sondern der Idee einer schlankeren Luca.

»Alles klar, ich nehme es mit. Kannst du es wieder einpacken?« Ich hatte heute nicht mehr die Kraft, gegen diese Windmühle anzukämpfen, ich konnte nicht jeden Tag Don Quijote sein. Ich würde die Säfte mitnehmen und im Zweifel irgendwo entsorgen. In zwei Wochen oder so würde ich Barbara wiedersehen, sie würde fragen, ob ich die Kur schon gemacht hätte, ich würde es bejahen, sie würde mich mustern, zufrieden nicken und voller Überzeugung sagen: »Sieht man.«

»Natürlich, natürlich«, antwortete meine Mutter und packte die Flaschen behutsam zurück in den Karton. »Hier ist auch eine Anleitung drin, wie du dich auf die Kur vorbereitest. Du darfst auf keinen Fall direkt morgen damit anfangen. Du musst deinen Darm vorbereiten und über die nächsten paar Tage die Nahrungsaufnahme reduzieren. Ach, Luca, du wirst sehen, du wirst dich ganz wunderbar fühlen danach.« Sie drückte mir den Karton in die Arme. Als sie die Hände wieder frei hatte, kniff sie mich in den Bauch. »Wer weiß, vielleicht verlierst du sogar eine ganze Kleidergröße!«

Ich biss mir auf die Innenseite meiner Wange, um meine Wut im Zaum zu halten. Ich wusste nicht, wie lange ich diese Sticheleien noch aushalten wollte und konnte.

15

▷ About Damn Time – Lizzo

—

Ich seufzte zufrieden bei der Aussicht auf frisch gemahlenen Kaffee, während ich zielstrebig auf den Tresen des Coffeeshops zuging. Ein Blick in die Auslage ließ mich stutzen, denn statt der üppigen Auswahl an Kuchen, Sandwiches und Muffins, die dort normalerweise stand, sah ich nur leere Teller und Platten. Es musste wohl schon einiges los gewesen sein heute, so leer gekauft alles war. Doch dafür war es wiederum auch still. Zu still, fiel mir auf. Keine friedvolle, konzentrierte Stille. Es war eine bedrückende Form von Stille. Eine luftleere. Ich schüttelte mich, um das beklemmende Gefühl loszuwerden, und wandte mich an den Barista, um zu bestellen. Doch die Stimme blieb mir im Hals stecken: Ich schaute direkt in die hohlen Augen eines Skeletts. Ich drehte mich um, ließ meinen Blick durch den Laden wandern, sah durch die großen Schaufenster auch auf die Straße hinaus. Alle Menschen waren Skelette. Da wurde es mir bewusst: Die Menschheit hatte sich so weit runtergehungert, dass sie selbst den Zustand von Haut und Knochen irgendwann überwunden hatte und nur noch Knochen war. Die

Leute in diesem Café und auch draußen auf den Straßen machten alle Dinge, die man in einem ganz gewöhnlichen Alltag so machte: Sie waren auf dem Weg zur Arbeit, gingen in Restaurants und auf Konzerte. Nur leider hatten alle ihre Mimik verloren, denn Schädelknochen konnten nicht lächeln. Freude und Spaß an all den schönen Dingen des Lebens waren in Gänze verschwunden, aber immerhin waren wir alle endlich nur noch Knochen.

Ich wachte schweißgebadet auf und blinzelte ein paarmal. Wow. Was für ein absurder Traum war das denn gewesen? Schwerfällig rollte ich mich auf die Seite, schmiegte mich ins Kissen und bemühte mich um eine gleichmäßige Atmung. Nach einigen Minuten gab ich auf, ich würde nicht mehr in den Schlaf zurückfinden heute. Dafür steckte mir dieser absonderliche Traum zu sehr in den Knochen. Ich hätte über den Wortwitz gelacht, wenn mir nicht so schmerzlich bewusst wäre, in was mein Skeletttraum wurzelte. Mit einem Stöhnen öffnete ich meine Augen schließlich ganz, stand auf und zog die Jalousien hoch. Mit einem Ruhepuls von Alarmstufe Wut konnte man weder schlafen noch ruhig liegen bleiben. Draußen dämmerte es bereits, doch ganz hell war es noch nicht. Wie viel Uhr mochte es wohl sein? Ich hatte keine Ahnung, wann ich zuletzt so früh aufgewacht war. Es passierte eher, dass ich zu einer solchen Uhrzeit ins Bett ging als aufstand. Der Bildschirm meines Handys zeigte die für mich surreale Zeit halb sechs Uhr morgens an.

Jetzt raubte mir die Wut schon den Schlaf. Ich hatte gestern Abend kaum die Augen zuhalten können, weil eine Flut von Bildern auf mich eingeprasselt war, sobald ich die Lider schloss. Stundenlang hatte ich mich hin- und hergewälzt, es mit YouTube, Lesen und Masturbieren versucht. Doch nichts hatte geholfen. Irgendwann war ich doch in einen unruhigen Schlaf gefallen, doch mehr als drei Stunden konnten es nicht gewesen sein.

In mir brodelte die ungute Kombination aus Schlafentzug und Ruhelosigkeit. Ich hatte die Wut nicht wegatmen können und auch nicht wegschlafen, und jetzt zirkulierte sie durch meine Blutbahnen und machte mich umtriebig. Also ging ich barfuß in die Küche, um mir einen Kaffee zu machen. Ja, schön noch Öl ins Feuer gießen, das war mir auch klar. Doch was tat man sonst um diese Uhrzeit? Ich nahm die Bialetti vom Herd und kippte den alten Kaffee darin ins Spülbecken. Mit routinierten Griffen hielt ich die untere und obere Hälfte in den Händen, um sie in entgegengesetzter Richtung aufzudrehen. Doch nichts bewegte sich. Ich versuchte es mit mehr Kraft, doch immer noch nichts.

»Fuck«, murmelte ich. Bitte nicht heute Morgen. Ich spannte meine Arme an und drehte nochmals mit aller Kraft. Aber nichts. »Du verfluchtes Kackscheißding!«, brüllte ich und feuerte die Kanne ins Spülbecken. Dass das Getöse den ganzen Kiez aufwecken könnte, war mir egal. Sollten sie doch alle aus ihrem seligen Schlaf gerissen werden, dann litten sie wenigstens so wie ich. Ich stützte mich am Rand des Spülbeckens ab und spürte, wie die Tränen in mir aufstiegen. Oh nein, ich würde jetzt nicht heulen. Ich war stärker. Ich war eine erwachsene Frau von vierunddreißig Jahren, und ich würde sicher nicht weinen, weil meine Mutter ein Problem mit meinem Körper hatte, weil ich Sozialstunden ableisten musste, weil ich mit einem Mann rummachte, von dem ich nicht mal wusste, ob ich ihn leiden konnte, weil ich kurz vor einer Präsentation stand und wusste, dass die Kampagne nicht funktionierte, und weil ich von alldem meiner besten Freundin nichts erzählen konnte. Nein. Ich war stärker als das. Ich wollte lieber auf etwas einschlagen als weinen. So wie beim Boxen neulich. Egal, wohin die unerwartete Trainingseinheit geführt hatte und dass sie nicht ganz unschuldig an meiner aktuellen Gefühlslage war. Auf die Schaumstoffpolster zu hauen und danach so richtig erschöpft zu sein hatte sich wirklich gut angefühlt.

Ich könnte natürlich Noël schreiben und ihn fragen, ob wir das noch mal machen könnten. Aber auf der einen Seite war es quasi mitten in der Nacht, und auf der anderen Seite wollte ich einfach nicht. Noch etwa drei Wochen würde ich meine Sozialstunden im Zentrum ableisten müssen. Das bedeutete: Wir würden uns sowieso dreimal die Woche sehen, und das auszuhalten würde schon schwer genug werden. Ich wollte die Sache zwischen uns nicht weiter verwässern, da wäre es sicher nicht hilfreich, ihm mitten in der Nacht zu schreiben. Aber er hatte schon recht gehabt, dass die Wut ein Ventil brauchte – wobei das ja nicht zwangsläufig er sein musste. Vielleicht konnte ich woanders boxen? Aber dann allein hinzufahren und mit Leuten, die ich nicht kannte, etwas zu tun, das so neu für mich war? Nein, auch das fühlte sich nicht richtig an.

Mein Kopf lehnte leicht gegen den Küchenschrank, während ich wie festgeschraubt hier stand und grübelte. Sollte ich noch mal zum Müggelsee fahren? Etwas in mir regte sich. Ich ging zurück in mein Schlafzimmer, öffnete den Kleiderschrank und musste eine Weile suchen, bis ich ganz hinten die Sportsachen gefunden hatte. Anfang des Jahres hatte ich mir in einem Anfall von Neujahrsmotivation Sportleggings, einen Sport-BH und Sportschuhe gekauft. Ich kramte noch ein Shirt aus dem Schrank, zog mich an und verließ die Wohnung mit einem leichten Kribbeln im Bauch. Es tat gut, irgendetwas zu tun.

Ich trat in den Hof und stutzte. Die Fahrräder, die hier normalerweise nebeneinander angekettet standen, lagen oder hingen in schiefen Winkeln, je nachdem, wie viel Spiel das jeweilige Fahrradschloss hergab. Jemand hatte wohl vergangene Nacht eine Party gefeiert, und die war ausgerechnet am Fahrradständer eskaliert. Oder der Verursacher war eine Person, die auch noch kein richtiges Ventil für ihre Wut gefunden hatte. Vielleicht sollte er mal Radfahren ausprobieren. Seufzend hob ich die Fahrräder auf, und je weiter ich kam, desto ungläubiger wurde ich. Hier waren nicht nur Fahrräder umgeworfen worden. Hier hatte jemand mutwillig demoliert. Lichter waren abgetreten worden, Sättel abgerissen, manche Reifen zerstochen. Ich traute mich kaum hinzuschauen, aber die Wahrheit schielte mir entgegen: Mein Fahrrad hatte einen fetten Achter. Wer auch immer hierfür verantwortlich war, hatte so lange gegen die Reifen getreten, bis sie komplett verbogen waren. Damit auch nur einen Meter zu fahren war unmöglich. Ich ließ mein Fahrrad wieder los, und es war mir egal, dass es scheppernd zu Boden fiel. Der Tag hatte noch gar nicht richtig begonnen, und ich hatte schon Abdrücke meiner Nägel in den Handflächen, weil ich so fest die Fäuste ballte. Ich konnte jetzt nicht einfach zurück in die Wohnung, ich musste irgendwie Dampf ablassen. Also tat ich das einzig Logische und entfernte mich so weit wie möglich von der Wohnung. Ich verließ den Hof, bog auf den Gehweg und ging einfach los. Ich ging so energisch, als könnte ich vor meiner Wut davonlaufen. Drei Meter weiter ging ich in einen leichten Trab über. Mir war alles egal, dieser Tag war scheiße, die Woche war scheiße gewesen, der ganze Monat verdiente keine Auszeichnung. Also lief ich.

Es dauerte, bis ich den richtigen Rhythmus aus Geschwindigkeit, Schrittabfolge und Atmung gefunden hatte. Ich überlegte nicht viel, in welche Richtung ich lief oder an welcher Kreuzung ich nach links oder rechts abbiegen wollte. Ich ließ mich einfach treiben. Wie erst vor ein paar Tagen beim Boxen fluteten auch jetzt die Erinnerungen an all die Situationen meinen Kopf, die verantwortlich für meine Wut waren. Im Rhythmus meiner Schritte ging ich sie alle einzeln durch und schaute sie mir von außen noch einmal an, ohne sie zu bewerten. Ich betrachtete sie einfach und spürte gleichzeitig überrascht, wie das verkrampfte Gefühl in meinem Bauch immer leichter wurde und sich löste.

Nach einer Viertelstunde war ich fix und fertig. Ich stand schweißüberströmt an einer Ampel, und jetzt, da ich mich nicht mehr bewegte, begann mein Körper damit erst richtig. Ich drehte mich um, um im Schaufenster des kleinen Reisebüros hinter mir einen Blick auf mein Spiegelbild zu erhaschen, und war erstaunt: Ich lächelte. Die Zornesfalte auf meiner Stirn, mit der ich heute Morgen aufgewacht war, war verschwunden, und ich sah einfach zufrieden aus. Die Ampel sprang auf Grün, und ich überquerte die Straße.

Während meiner Lauftrance hatte ich leider nicht bedacht, dass ich den Weg auch wieder zurücklaufen musste. Ich ging ein paar Schritte in normalem Tempo, um mich wieder ein wenig zu akklimatisieren. Es war immer noch sehr früh, sodass ich genug Zeit hatte für eine Dusche und ein entspanntes Frühstück, bevor ich mich mit Amelie zu einer Krisensitzung traf. Wir hatten in der nächsten Woche eine Präsentation vor Magnus und Nele, in der wir unsere Ideen vorstellen sollten. Doch nach unserem letzten Meeting wusste ich nicht, was wir ihnen vorstellen würden. Denn unser Problem war größer als die Wahl der falschen Models. Der Kampagne fehlte es an Authentizität. Sie deckte nicht einmal einen Bruchteil der Werte ab, die wir mit ihr transportieren wollten, und wir mussten von vorne anfangen. Die Arbeit der vergangenen Wochen war hinfällig, und jetzt mussten wir innerhalb weniger Tage ein komplett neues Konzept ausarbeiten. Ohne es zu merken, hatte ich wieder mit dem Joggen begonnen. Ich war mir sicher, dass auch Amelie inzwischen zu demselben Schluss gekommen war wie ich. Wenn es uns an Authentizität fehlte, dann sollten wir vielleicht genau da ansetzen? Heutzutage war das doch das größte Kompliment, das man bekommen konnte. *Du bist so authentisch* wog viel mehr und sorgte für größere Freude als ein *Du siehst so schön aus.*

Oder?

Oder fühlte sich das nur für mich so an, weil ich mir sicher war, dass in einer Aussage wie *Du siehst hübsch aus* eigentlich immer der Beisatz *für den Körper, den du hast* mitschwang. Andererseits war Authentizität auch zu einem Schlagwort verkommen, an dem sich schon so viele bedient hatten. Konnte man für eine Marke überhaupt authentische Werbung machen, oder müsste die dann eigentlich lauten: Kauft unsere Produkte, denn am Ende des Tages wollen wir einfach Geld verdienen. Bei manchen könnte man noch anfügen, dass man für den Preis auch wirklich gute Qualität, vegane Inhaltsstoffe und beispielsweise eine möglichst nachhaltige Produktion bekam. Doch eigentlich ging es immer nur um Gewinn. Ich schnaubte. Kapitalismuskritik zur frühen Stunde.

Vielleicht war die Frage nicht, wie man authentisch war, sondern wie man es wurde? Denn leicht war es natürlich nicht, sich von den Meinungen anderer frei zu machen oder sich nicht mehr davon beeinflussen zu lassen. Ich war ja das beste Beispiel dafür. Fühlte ich mich schön? Ja. War ich selbstbewusst? Manchmal mehr, manchmal weniger. Fand ich auch meinen Körper schön? Wenn ich allein war und nackt vor dem Spiegel stand, ja. Doch wenn ein Mann meinen Bauch anfasste, zuckte ich zusammen. Ich war nicht frei von der Meinung, die er über mich haben könnte.

Und während langsam die Antwort auf die Frage, wie man authentisch wurde, in meine Gedanken sickerte, war ich wieder bis nach Hause gejoggt und hatte es gar nicht mitbekommen. Bevor ich mich unter die Dusche schwang, suchte ich mein Handy und fand es in meinem Bett. Ich wollte Amelie schreiben, um sie zu fragen, ob sie auch schon früher Zeit hätte, denn ich spürte, dass wir heute viel schaffen würden. Da sah ich Charles' Nachricht. Etwas, das vor wenigen Wochen absolut normal gewesen war, versetzte mich jetzt in Aufregung. Sie hatte mir geschrieben. Meine beste Freundin war zurück!

Heute, Wan Tans?

»Ja«, jubelte ich in mein Telefon und tippte eine schnelle Antwort, dass ich mich freute und auf jeden Fall Zeit hatte. Herrje, ich hatte Charles so viel zu erzählen. In diesen vergangenen Tagen war gefühlt ein ganzes Leben passiert.

16

▷ Stronger – Britney Spears

—

Im Konferenzraum von *UrbanGLAM* stellte ich das Frühstück, das ich unterwegs bei *Daluma* eingesammelt hatte, meinen Laptop und vier von den Säften meiner Mutter auf den Tisch. Ich würde damit sicher keine Saftkur machen, doch sie verkommen zu lassen, brachte ich auch nicht übers Herz.

»Wir müssen von vorne anfangen, oder?«, fragte Amelie niedergeschlagen, nachdem wir uns in unserem Arbeitsraum eingerichtet hatten. Sie hatte nicht früher anfangen können, aber angeboten, sich den gesamten Tag Zeit zu nehmen. Ich hatte daraufhin eine Entschuldigung an Noël geschrieben, dass ich aufgrund des Jobs heute leider nicht ins Zentrum kommen konnte, und verspürte dabei nicht einmal ein schlechtes Gewissen. Weil es die Wahrheit war.

»Ja«, sagte ich nickend und fühlte mich ganz aufgekratzt. »Es gibt aber auch eine gute Nachricht.«

Amelie stützte den Kopf auf die Hände. »Und die lautet?«

»Ich weiß, wie wir es machen.«

»Was machen?«

»Na, die Kampagne!«

»Wann hast du das ausgearbeitet?«, fragte sie ungläubig, immerhin hatten wir erst vor knapp vierundzwanzig Stunden hier gesessen und bemerkt, dass unsere Ideen nichts taugten.

»Heute Morgen beim Joggen«, antwortete ich wahrheitsgemäß. Diese Worte fühlten sich ungewohnt und ein bisschen verwegen an.

Mit einem Ruck setzte sich Amelie auf, strich sich die Haare hinter die Ohren und klappte ihren Laptop auf. Ihre Energie war zurück.

»Okay, schieß los, ich bin *all ears*«, sagte sie und wackelte bedeutsam mit den Augenbrauen.

Auch ohne die Geste hätte ich den kleinen Hieb auf Magnus verstanden und musste lachen. Ich stellte fest, dass ich Amelie immer mehr mochte. Wer hätte das gedacht. Lächelnd verband ich meinen Laptop mit dem großen Screen und öffnete mein Workboard. Eine Mindmap mit Begriffen wie Selbstwert, Beurteilung versus Verurteilung und gesellschaftliche Sozialisierung, die ich heute Morgen erstellt hatte, erschien.

»Unser Problem war ja, dass es uns an Authentizität mangelte. Meine erste Idee war deshalb, den Spieß einfach umzudrehen.«

»Wir nehmen Authentizität als Kernaussage?«, fragte Amelie begeistert.

Doch ich schüttelte den Kopf.

»Das wäre zwar leicht, aber auch nicht die Lösung. Außerdem ist Authentizität nur die oberste Ebene. Das bedeutet, dass es einen Kern gibt, an den wir kommen können, und das geht ganz leicht. Wir müssen uns nur fragen, was Authentizität eigentlich ausmacht.«

»Na, man selbst zu sein«, überlegte Amelie laut.

»Und was bedeutet das?«, fragte ich sie.

»Dass man so ist, wie man eben ist.« Ihre Aussage klang etwas fragend.

»Aber wovon ist das abhängig?«, bohrte ich weiter.

Amelie dachte nach, doch dann schüttelte sie den Kopf. »Ich glaube, ich weiß nicht, worauf du hinauswillst.« Als wollte sie ihre Aussage untermauern, griff sie nach ihrer Kaffeetasse und trank sie zur Hälfte leer.

»Es geht darum, sich frei zu machen von dem, was andere sagen.« Amelie nickte zustimmend, und ich fuhr fort: »Allein das ist nicht leicht, denn wir wachsen mit so vielen Vorgaben auf, wie wir zu sein haben. Vor allem als Frauen.«

Sie nickte immer noch.

»Make-up ist ein gutes Beispiel. Du hast gestern gesagt, dass du dich nicht ohne Make-up aus dem Haus traust. Und wieso ist das so? Vermutlich, weil du Angst vor den Blicken der anderen hast. Ich schminke mich wenig, aber ich würde niemals vor die Tür gehen, ohne meine Augenbrauen in Form gebürstet zu haben. In dem sind wir uns ähnlich, auch wenn wir völlig unterschiedlich aussehen. Wir sind nicht frei von der Bewertung anderer, das ist unsere traurige Gemeinsamkeit. Es geht aber nicht nur darum, dass wir uns vor der Wertung anderer fürchten. Wir selbst gehen auch nicht wertfrei durchs Leben. Ich habe dich damals in unserem ersten Meeting gesehen und dich nur nach deinen optischen

Attributen beurteilt. Das hat sich auch nicht geändert, als wir angefangen haben, gemeinsam an der Kampagne zu arbeiten. Ich hatte dich in eine Schublade gepackt wegen deines Make-ups, deiner Haare und deiner Figur, und in der hätte ich dich auch gelassen. Wir sind also nicht immer nur Opfer von Bewertungen, wir gehen genauso durch Leben und bewerten, was das Zeug hält. Na ja, zumindest ich.«

»Na, ich doch auch«, rief Amelie aus, »ich habe dich ebenfalls aufgrund deiner Außenwirkung auf eine Richterskala gepackt und fand dich cool, ohne dich zu kennen. Das ist natürlich eine positive Bewertung, aber es ist eine Bewertung.«

»Und ich glaube, genau da liegt unsere Kernaussage. Ich will keine Authentizität, denn davon sind wir als Gesamtes noch so weit entfernt. Ich will Wertfreiheit und Liebenswürdigkeit. Der Versuch, sich frei zu machen von Bewertung, weil man weiß, dass man das wert ist. Und zwar immer und egal, wie schlecht die Haut ist, wie eng die Jeans sitzen oder mit wie vielen Männern man geschlafen hat. Selbstliebe, *no matter what*, wenn man so will.«

»Ahhhhh«, rief Amelie ganz aufgekratzt.

Nele, die gerade draußen am Konferenzraum vorbeilief, blieb stehen und schaute uns durch die Glasscheiben verwirrt an. Ich sprang auf und lief zur Tür des Meetingraums.

»Hey«, begrüßte ich Nele, die heute wieder Fred Perry trug, dieses Mal als weißes Polo, mit gerade geschnittenen schwarzen Stoffhosen und dazu pinken Sneakern. Diese Frau war wirklich ein Fashion Idol in meiner Welt. »Hast du einen kurzen Moment?«

Nele folgte mir in den Raum und schaute neugierig auf den Screen. Dass eine Mindmap eher am Anfang einer Kampagne stand, war ihr auch klar. Ein Schatten legte sich über ihr Gesicht.

»Warte kurz, bevor du etwas sagst«, intervenierte ich. »Wir hatten eine Kampagne, wir waren so gut wie fertig in allen Ausarbeitungen.«

»Aber?«, fragte Nele.

»Aber die war scheiße«, sagte ich in aller Ehrlichkeit. »Die war falsch, und wir mussten von vorne anfangen. Deshalb müssen wir den Termin für die Präsentation schieben.«

Nele machte ein langes Gesicht. »Ihr fangt eine Woche vor Termin noch mal von ganz vorne an?«

»Nele, ich schwöre es dir, es ging nicht anders. Wir können nächste Woche auch die Ideen zur ersten Kampagne zeigen. Es ging um Natürlichkeit, es wurde Diversität gezeigt, und an die richtigen Siegel haben wir auch gedacht.«

»Aber?«, wiederholte sie ihre Frage von eben.

»Aber sie saß nicht. Sie verlor jegliche Glaubwürdigkeit schon auf der zweiten Ebene. Wenn ihr die wollt, können wir die nehmen, keine Frage. Oder ihr wollt eine, die wirklich Sinn ergibt, die weder Fragen offenlässt noch unter ihnen zusammenbricht. Die können wir liefern, wenn wir mehr Zeit bekommen. Amelie und ich sind uns voll im Klaren darüber, dass das nicht die feine englische Art ist. Aber das ist, was passiert, wenn jemand seinen Job wirklich ernst nimmt und auch die kritischen Fragen stellt.«

Nele schaute von mir zu Amelie und weiter zur Mindmap.

»Okay«, sagte sie schließlich.

»Oh, super, danke«, rief ich erleichtert aus.

»Moment mal.« Nele musterte uns. »Ihr wollt, dass ich das Magnus beibringe?«

Amelie grinste schief und zuckte mit den Schultern. »Ja, irgendwie schon.«

»Boah, Leute«, rief Nele aus und drehte sich wieder zur Tür. »Dann müsst ihr aber auch liefern«, sagte sie mit einem Zwinkern und verschwand wieder auf den Flur. Wir blickten ihr einen Moment lang schweigend nach.

»Wusstest du, dass ich in den ersten Wochen hier immer ein bisschen Angst vor Nele hatte?«, nuschelte Amelie, als Nele außer Hörweite war.

»Wirklich?«, fragte ich erstaunt. »Wieso das denn? Nele scheint mir supercool zu sein.«

»Genau deshalb«, lachte Amelie auf. Dann schüttelte sie den Kopf. »Mann, Mann, Mann, ey. Ich hab den Eindruck, ihr habt wirklich alle keine Ahnung von eurer Außenwirkung.«

Und als hätte sie nichts gesagt, holte sie ihren Laptop aus der Ruhephase und begann zu arbeiten.

17

▷ Unwritten – Natasha Bedingfield

—

Das heiße Chiliöl knisterte leise, als uns die Wan Tans an den Tisch gebracht wurden. Die Kellnerin stellte auch die Portion gebratenen Pak Choi ab. Das Festmahl konnte beginnen.

»Oh Mann, Charles, wir waren wirklich ewig nicht hier. Ich habe das Gefühl, wir müssen uns heute einmal durch die ganze Karte essen, um alles wieder aufzuholen, was wir verpasst haben.« Ich sprach mit vollem Mund, wie man es absolut nicht machte, aber ich wollte keine Sekunde verschwenden. Diese Wan Tans brauchten sofort meine Aufmerksamkeit, und ehrlicherweise machte man etwas nicht richtig, wenn man sich nicht beim ersten Bissen die Zunge an der meist noch kochend heißen Füllung verbrannte. Der kurze Schmerz gehörte zu einem holistischen Wan-Tan-Erlebnis irgendwie dazu. Charles dagegen stocherte etwas unschlüssig auf ihrem Teller herum.

Wenn ich sie nicht unterbrach, würde sie in Kürze Wan-Tan-Mus daraus gemacht haben und ich war überzeugt, dass das nicht schmecken konnte.

»Erzähl mal, was ist bei dir passiert in letzter Zeit?«, fragte ich sie.

»Ach, gar nicht viel eigentlich. Arbeit und so das Übliche«, antwortete sie und schob sich endlich das erste Achtzehntel der gefüllten Nudeltasche in den Mund. Normalerweise hätte ich sie dafür getadelt.

»Hat sich denn das mit Max geklärt?«, fragte ich, nachdem sie freiwillig offenbar nicht die Sprache darauf bringen würde.

Charles nickte. »Ja, der ist wieder zu Hause.«

»Na, siehste, was hab ich dir gesagt!« Ich lächelte sie aufmunternd an, bevor ich den Pak Choi gerecht zwischen uns aufteilte. Währenddessen musterte ich meine Freundin jedoch unauffällig. Irgendetwas stimmte nicht. Der Streit mit Max schien vorüber, aber so richtig glücklich sah Charles trotzdem nicht aus. Es war nicht so offensichtlich wie noch vor Kurzem, sondern nur zu sehen, wenn man sie gut kannte. Sie lächelte, aber es lag ein Schatten über ihrem Gesicht. Sie aß, aber nicht mit ihrer üblichen Freude daran. Sie erzählte, aber ohne den ihr eigenen Elan.

»Und wie geht es dir sonst so?«, fragte ich vorsichtig weiter. In dem Augenblick kamen unsere Hauptgerichte.

Vor Charles wurde eine Schüssel Nudelsuppe abgestellt, die so groß war, dass man damit den Flüssigkeitsbedarf des ganzen Tages abdecken konnte. Ich hatte mich heute für gebratene Nudeln entschieden. Nach den letzten Tagen brauchte ich Kohlenhydrate und Fett in Reinform, und da gab es nichts Besseres als gebratene ölige Nudeln mit Gemüse. Es folgte das zweite ungeschriebene Gesetz, das

Charles und ich etabliert hatten: Egal, wie hitzig wir uns unterhielten, wenn das Essen kam, wurde erst mal gegessen.

Diese Regel wurde auch heute nicht gebrochen. Charles schlürfte einige Löffel Brühe, versengte sich ordnungsgemäß die Oberlippe daran und saugte ein paar der langen Nudeln ein. Dann wandte sie sich wieder mir zu.

»Ach, ganz okay würde ich sagen.«

Dann schlürfte sie weiter. Sonderlich gesprächig war Charles auch heute nicht. Dann wollte sie einfach nicht sprechen. Denn für gewöhnlich war sie keine Person, der man alles aus der Nase ziehen musste. Und auch, wenn ich brennend wissen wollte, was mit ihr los war und weshalb sie sich so komisch verhielt, bohrte ich nicht weiter. Genau das zeichnete Freundschaften doch aus, oder? Dass man das eigene Bedürfnis hintanstellte und das tat, was die Freundin in dem Moment brauchte. Als sie von ihrer Schüssel aufblickte, lächelte ich sie warm an.

»Willst du was Absurdes hören?« Es war mein Angebot an sie, das vorangegangene Thema abzulösen.

»Klar«, sagte Charles mit einem leisen Lächeln, und ich hatte den Eindruck, eine Anspannung sei von ihr abgefallen.

Für den dramatischen Effekt setzte ich meine Stäbchen für einen kleinen Trommelwirbel ein. »Ich war joggen!«

»Was?!« Charles' unverhohlenes Entsetzen und die Ungläubigkeit in ihrer Frage brachten mich zum Lachen.

»Ich weiß, ich habe mich auch noch nicht an den Gedanken gewöhnt. Es war nicht mal so, dass mich jemand dazu gezwungen hätte, ich habe das komplett freiwillig gemacht.«

»Das sind wirklich erstaunliche Neuigkeiten«, bestätigte Charles, bevor sie sich die nächste Ladung Nudelsuppe einverleibte. »Und sonst so? Bist du mit der Kampagne weitergekommen?«

»Ah, ja, da gibt's auch Neuigkeiten: Amelie und ich haben das Konzept heute komplett umgeworfen und fangen jetzt im Prinzip noch mal von vorne an.« Ich grinste schief, als ich Charles' erstaunten Blick traf. »Sie ist übrigens doch nicht so übel, wie ich dachte.«

»Das freut mich.«

Ich registrierte, dass meine Freundin verhalten reagierte, fuhr aber fort: »Meine Mutter hat wieder mal den Vogel abgeschossen. Nachdem sie neulich bei Ikea fast einen Herzinfarkt bekommen hatte, weil mein Shirt etwas hochgerutscht war, hat sie mir jetzt eine Saftkur geschenkt. Die mache ich natürlich nicht, inzwischen kann ich wenigstens darüber lachen.«

Doch in dieses Lachen stieg Charles nicht ein. Toughes Publikum, aber gut, meine dramaturgische Pointe, das Überraschungsmoment hatte ich mir extra aufgespart.

»Und ich habe Noël geküsst.«

Tatsächlich schien ich damit ihr Interesse geweckt zu haben.

»Wer ist Noël?«, fragte sie.

»Der Leiter aus dem Jugendklub.«

»Ah ja, stimmt. Und?«

Ich kicherte. »Ich schwöre dir, ich habe keine Ahnung, was da los ist, aber wenn wir in einem Raum sind, fliegen vermutlich bald die Klamotten. Daher muss ich dringend mit ihm reden, nicht, dass er denkt, ich will eine Beziehung mit ihm, oder so.«

»Warum?«

»Weil ich nicht einmal weiß, ob ich ihn leiden kann, natürlich.« Was für eine Frage.

»Dass du ihn immer wieder küsst, könnte ein Indikator sein«, antwortete Charles mit hochgezogener Augenbraue.

»Es ist leicht, mit jemandem körperlich intim zu sein. Aber das heißt ja noch lange nicht, dass man sich in den verlieben muss.«

»Das behauptet auch niemand. Aber du gibst einer Sache nie auch nur die Chance, sich zu etwas zu entwickeln.«

»Ich möchte eben keine Beziehung.«

»Allgemein oder mit Noël? Denn vor nicht allzu langer Zeit hast du mir noch gesagt, dass es keine bewusste Entscheidung von dir war, Single zu sein. Das klingt mir jetzt nicht nach einer kategorischen Absage. Und jetzt triffst du diesen Mann, zu dem du aus irgendwelchen Gründen diese Anziehung verspürst, und anstatt einfach nur mal zu schauen, warum das so ist oder wohin es führen kann, machst du komplett dicht.«

Wow. Ich wollte nicht therapiert werden. Ich wollte mit meiner besten Freundin jede Kleinigkeit überanalysieren, einfach nur zum Spaß. Doch diese Charles, die mir gegenübersaß, war eine Fremde für mich.

»Wenn du ihn sehen würdest, wüsstest du, was ich meine«, sagte ich, um die Stille zu überbrücken und zu einer Leichtigkeit zurückzufinden.

»Ganz bestimmt«, antwortete sie nach einer Weile.

»Trägt er etwa Segelschuhe und Pulli um die Schultern oder doch eher Nietengürtel und Lederarmband?«

Das waren beides Stilrichtungen, die bei mir für absolute Liebesflaute sorgten. Kein Mensch konnte so nett und spannend sein, dass ich über Ralph-Lauren-Polos hinwegsehen könnte. Ich musste lachen bei der Vorstellung von Noël in Sylt- oder Metal-Kleidung. Vor allem aber freute ich mich über diese Vorlage von Charles. Vielleicht war ihr aufgefallen, dass sie mit ihrer Ansage gerade etwas übers Ziel hinausgeschossen war. Sie bekam sicherlich mit, dass ich sie mit Samthandschuhen anfasste, da konnte sie nicht mit der Planierwalze über mich drüberfahren. Dankbar nahm ich diese Art der Entschuldigung an.

»Das zum Glück nicht! Aber er ist so *schön*.«

»Klingt für mich nach einem Jackpot, bei dir eher nach einem Problem.«

Ich verzog das Gesicht. »Na ja, er ist irgendwie zu schön. Also für mich.«

»Jetzt bin ich verwirrt. Er gefällt dir nicht, weil er in deinen Augen zu schön ist?«

»Genau.« Ich nahm mein Bier und prostete Charles zu.

»Alter, Luca, du hast echt 'nen Schatten, ey. Erfreu dich doch einfach daran.«

»Du meinst, dass jemand wie er so jemanden wie mich heiß findet?«

»Daran liegt es also«, sagte Charles und verdrehte leicht genervt die Augen. Dieses Gespräch führten wir nicht zum ersten Mal. Es ging nicht darum, dass ich mich nicht attraktiv fand. Das tat ich ja. Aber wenn man mir dann einen so perfekt aussehenden Mann wie Noël vor die Nase setzte, bröselte mein Selbstbewusstsein nur so dahin, und stattdessen klopften zahlreiche Komplexe an.

»Ich will kein Experiment sein, weil Noël mal wissen will, wie es ist, mit einer dicken Frau zu schlafen.«

»Luca, du bist nicht dick!«

»Ach ja? Ab wann ist man es denn dann?« Mein Ton wurde etwas schärfer. Ich sprach ungern mit Charles über dieses Thema. Wie sollte sie denn nachempfinden können, wie es sich anfühlte, mehrgewichtig zu sein? »Außerdem ist *dick* kein schlimmes Wort. Es ist nur ein Begriff, der beschreibt, wie jemand aussieht. Wertfrei. Ich würde zu dir schließlich auch nie sagen, dass du nicht sagen sollst, dass du schlank bist, weil das Wort *schlank* auf die eine oder andere Weise konnotiert ist.«

Charles trank ebenfalls von ihrem Bier. »Du hast recht«, sagte sie schließlich. »Für mich ist das Wort total behaftet mit Emotionen und Meinungen. Aber auch völlig wertfrei halte ich dich nicht für dick. Ich habe keine Ahnung, wo die Grenze zum Dicksein liegt oder welche Parameter da greifen. Ich weiß nur, dass ich dich nicht als anders empfinde als den Durchschnitt.«

Hätte sie gesagt, dass sie mich nicht anders als sich selbst empfindet, hätte ich laut lachen müssen. Doch das konnte ich ihr glauben.

»Aber ganz davon abgesehen«, sprach sie weiter, »meinte ich gerade gar nicht das. Sondern einfach nur die Tatsache, dass du da Zuwendung und Bestätigung erfährst, und so was tut immer gut.«

Etwas in der Art, wie sie das sagte, ließ mich aufhorchen.

»Ist mit Max doch nicht alles im Reinen? Soll ich ihm mal schreiben, dass er mal wieder Blumen mitbringen soll?« Ich sagte es halb im Scherz, halb in der Hoffnung, Charles doch noch zum Reden zu bringen. Ich konnte mir zwar nicht vorstellen, dass die beiden ein *ernsthaftes* Problem hatten, immerhin war Max der bemühteste und aufmerksamste Mann, den ich kannte – auch nach all den Jahren Beziehung. Für einen Moment verdunkelte sich Charles' Blick, doch dann schüttelte sie den Kopf und setzte ein Lächeln auf, dem man sonst nur an dem Empfangstresen großer Banken und Unternehmen begegnete.

»Natürlich nicht«, sagte sie und begann stattdessen, ausführlich von der Arbeit zu erzählen. Ich wusste, dass das hier aufgesetzt war, und ließ mich dennoch darauf ein. Denn endlich – es war schon nach dem Hauptgericht – kamen wir in den Gesprächsflow, den ich so vermisst hatte und der uns doch eigentlich ausmachte.

18

▷ Flowers – Miley Cyrus

—

Ich atmete einmal tief durch, bevor ich den Anruf annahm. Wenn meine Mutter wüsste, dass ich gerade in Sportklamotten in meinem Flur stand und im Begriff war, damit die Wohnung zu verlassen, würde sie vermutlich platzen vor Glück. Doch diesen Gefallen wollte ich ihr nicht tun. Dass ich innerhalb weniger Tage zum zweiten Mal joggen ging, war mein Geheimnis. Das war etwas, das nur mir gehörte. Dass ich diese Joggingrunde damit verband, ein neues Fahrrad über Kleinanzeigen zu kaufen, erst recht. Zwei sportliche Betätigungen in einer, das wäre zu viel für sie.

»Hallo, Mama«, begrüßte ich sie schließlich. »Was gibt's?«

»Hallo, Mäuschen, du, sag mal, wegen morgen, da wollte ich noch mal fragen …«

Ach, Mutter.

»Ich hole dich um 18 Uhr ab«, sagte ich ruhig. »Ich habe ein ganz nettes Restaurant ausgesucht und natürlich auch reserviert. Du musst nichts tun, ich habe mich schon um alles gekümmert.«

Ich hörte das erleichterte Seufzen meiner Mutter durch die Leitung.

»Da bin ich ja froh. Ich war mir gerade einfach nicht mehr sicher.«

Dabei war es Tradition, dass wir an ihrem Geburtstag essen gingen. Genauso wie es Tradition war, dass ich für die Auswahl des Restaurants und die Reservierung zuständig war.

Meine Mutter war eine gestandene Frau, aber vor ihrem Geburtstag wurde sie immer etwas nervös. Als ob sie die kindliche Freude über ihren Ehrentag nie verloren hätte. Das war auf der einen Seite sehr schön mitanzusehen. Auf der anderen Seite machte es mich in diesem Jahr selbst nervös, da ich immer noch kein Geschenk für meine Mutter gefunden hatte. Sie gehörte zu den Menschen, die gerne behaupten, nichts zu brauchen und nichts zu erwarten. Diesen Fehler hatte ich genau einmal gemacht. Es hatte dazu geführt, dass meine Mutter schmollend ihrem Eisbecher beim Schmelzen zusah.

Entgegen ihrer eigenen Aussage war sie nämlich ganz und gar nicht leicht zu beschenken: Sie hatte im Prinzip keine Hobbys, so ungefähr jedes Buch dieser Welt schon gelesen, ihre Kleiderschränke, Küchenschränke und Vitrinen waren voll mit allem Nützlichen wie Ansehnlichen. Und mit Blumensträußen konnte sie ungefähr ebenso viel anfangen wie ich mit Saftkuren. Seufzend vertagte ich das Problem. Noch hatte ich ja etwas mehr als vierundzwanzig Stunden Zeit, um das beste Geschenk der Welt zu finden. Leichtigkeit.

»Gut, ich muss dann auch los«, sagte ich ins Telefon und klimperte mit dem Schlüsselbund in meiner Hand.

»Ja natürlich. Hab einen schönen Tag, mein Schatz.«

»Du auch, Mama. Wir sehen uns morgen.«

»Kann ich dir helfen?«, drang Noëls Stimme zu mir vor. Ich unterdrückte ein Stöhnen und bemühte mich, aus der unwürdigen Position herauszukommen. Ich hatte nur etwas aus dem unteren Küchenschrank holen wollen und kam nun, aufgrund akuten Muskelkaters, nicht mehr hoch.

»Passt schon, danke«, knurrte ich, krallte mich an der Arbeitsplatte fest und zog mich mit der Kraft meiner Arme nach oben. Zum Glück hatte ich das Joggen für mich entdeckt und war nicht beim Boxen geblieben.

»Hast du noch was vor?« Noël hatte sich an die Theke gesetzt und schaute auf seine Hände, als er mir die Frage stellte.

»Nur arbeiten«, antwortete ich. Dabei war ich nicht sicher, ob ich heute Abend wirklich noch produktiv sein würde. Schließlich hatte ich den ganzen Vormittag an der Kampagne gearbeitet, den Nachmittag hier, und vielleicht reichte das auch für einen Tag.

»Hättest du Lust, ein Bier mit mir trinken zu gehen?«

Überrascht schaute ich Noël an. »Jetzt?«

Verlegen lachte er. »Ja, das hatte ich mir so gedacht.«

Ich wägte den Vorschlag einen Moment ab: Lust hatte ich, aber Alkohol in unseren explosiven Cocktail miteinfließen zu lassen, schien mir keine gute Idee zu sein. Anscheinend hatte Noël mein Zögern richtig gedeutet.

»Genau deshalb dachte ich, wir mischen uns unter Leute. Ich würde ganz gern mit dir reden.«

Oh, oh.

Ich musste einen sehr schmerzverzerrten Eindruck machen, denn Noël riss beschwichtigend die Hände in die Luft.

»Keine Sorge, Luca, es ist nichts Schlimmes!«

Genau das befürchtete ich ja.

»Ich weiß nicht …«, setzte ich an.

»Komm schon, wir sind doch zwei intelligente, erwachsene Leute. Wir werden das schon hinbekommen, ein Bier zusammen zu trinken.«

Er hatte ja recht. Eigentlich hatte ich auch schon die Entscheidung getroffen, offen mit ihm zu sprechen. Dass er mir jetzt zuvorgekommen war, hatte mich einfach überrascht.

»Okay«, stimmte ich zu, »hast du eine Idee, wo?«

Er hatte. Und was für eine gute. Nach einem kurzen Spaziergang erreichten wir das *Gasthaus*, dessen uriges Idyll mich einen Moment lang sprachlos machte. Noël hielt mir die Tür auf, und hinter der Schwelle wartete das Gefühl, in einer Hütte mitten in den Schweizer Alpen zu stehen. Ein Steinofen sorgte hier im Winter sicher für eine wohlige Atmosphäre und wärmte den großen Raum. Das Parkett und die beigefarbenen Wände mit Wandleuchtern unterstrichen den gemütlichen Eindruck noch.

Eine kleine Frau mit glatten braunen Haaren und breitem Lächeln kam auf uns zu.

»Grüßt euch! Ihr seid zu zweit?«, fragte sie.

Ich hatte den Eindruck, dass sie sich wirklich über unser

Erscheinen freute, und das lag nicht daran, dass sie auf jeden einzelnen Gast angewiesen war, denn der Laden war gut besucht, die meisten Tische waren besetzt. Noël nickte.

»Wollt ihr drinnen oder draußen sitzen? Hier hätte ich einen netten Tisch hinten in der Ecke«, sie zeigte mit dem Finger durch den Raum, »auf der Terrasse wäre ebenfalls noch einer frei. Das Paar am Bistrotisch hat gerade gezahlt.«

Ich schaute zu Noël. »Ist es dafür vielleicht etwas zu kalt?« Heute wehte schon den ganzen Tag ein starker Wind durch die Stadt.

»Der Tisch ist windgeschützt, und wir haben auch Decken für euch, also daran sollte es nicht scheitern. Im Spätsommer ist es immer ein bisschen schwer einzuschätzen. Glaub mir, wir sind auch immer wieder überrascht, bei welchem Wetter sich Leute auf die Terrasse setzen wollen, trotz Regen und kühlen Temperaturen.« Sie lachte und legte mir freundschaftlich die Hand auf den Arm. »Pass auf, wenn ihr wollt, setzt ihr euch draußen hin, und sollte es doch zu kalt oder ungemütlich sein, finden wir hier drinnen einen Tisch für euch. Hier hat noch jeder einen Platz bekommen.«

Sie lächelte – nein, sie strahlte uns an und führte uns auf die Terrasse. Den Löwenanteil am schönen Ambiente hier trug eindeutig sie.

Von einem Servierwagen, der neben der Tür zur Terrasse stand, nahm sie zwei Karten und legte sie auf den Tisch, während wir uns setzten. Eingedeckt war unser Tisch mit einer rot-weiß karierten Tischdecke, und es gab wirklich nichts, was ich mehr liebte. Wie konnte es sein, dass ich diesen Laden nicht kannte?

»Schaut gerne mal in die Karte, dann komme ich gleich wieder und nehme eure Bestellungen auf. Solltet ihr auch kegeln wollen, müsstet ihr leider etwas warten. Die Bahn ist bis um neun Uhr auf jeden Fall besetzt.«

Hatten wir hier gerade das Paradies entdeckt? Meine Augenbrauen wanderten an meinen Haaransatz.

Noël schien die Geste registriert zu haben. Er beugte sich zu mir vor.

»Ja, man kann hier kegeln«, sagte er, und irgendwas an dieser Aussage oder der Art, wie er es sagte, ließ mich erröten. Das ging hier schon wieder komplett in die falsche Richtung. Hastig unterbrach ich den Augenkontakt und konzentrierte mich stattdessen auf den Inhalt der Karte. Ich hörte nur, wie Noël sich räusperte und ebenfalls eine Karte aufschlug.

»Ich habe tierischen Hunger«, sagte er nach einer Weile. »Du auch?«

Ich nickte nur.

Alles, was in dieser Karte stand, klang so, als müsste ich es unbedingt bestellen. Es gab hauptsächlich Pizza, eine Handvoll Vorspeisen und ein paar Specials.

»Ich würde vorschlagen, wir bestellen verschiedene Sachen und teilen einfach?«

»Klingt super. Und zwei große Bier dazu?«

»Deal!«

Zwischen unserer Bestellung und dem ersten Schluck plauderten wir ein wenig über den Jugendklub, wobei uns beiden zu jeder Sekunde bewusst war, dass es sich dabei um Vorgeplänkel handelte. Ich hätte uns gerne von außen beobachtet – wie wir uns quasi auf die Schlacht vorbereiteten, in die wir gleich ziehen würden.

»Ich muss mit dir reden, Luca«, öffnete Noël das Fass schließlich.

»Ich weiß«, antwortete ich und war froh um mein Bierglas, an dem ich mich festhalten konnte. »Ich auch mit dir.«

»Ach ja?«, tat Noël überrascht, und ich musste lachen. Aber wieso? Der Witz war nicht mal gut.

»Ich lasse dir aber gern den Vortritt«, sagte ich.

Noël rieb sich die Hände und wirkte sehr verlegen.

»Also, die Sache ist die«, begann er, »es ist nämlich so, dass ich … Also, was ich sagen will, ist …«

Wow. Das schien kompliziert zu sein. Ich sollte ihm bei seinen Startschwierigkeiten helfen.

»Ich kann mir auch nicht erklären, wieso das immer wieder passiert.«

Noël blinzelte überrascht. »Nicht?«

Ich schüttelte den Kopf.

»Oh, okay.«

Wieso klang er denn jetzt enttäuscht?

»Na ja, wir haben jetzt nicht sonderlich viel gemein und entsprechen nicht unbedingt dem Typ des anderen.«

»Was du damit sagst, ist, dass ich nicht dein Typ bin. Kannst froh sein, dass mein Ego stark genug ist, um das zu ertragen.«

»Na ja, ich bin ja auch nicht deiner.«

»Wieso denkst du das? Ich habe keinen Typ Frau, ich weiß nur, dass ich dich unendlich heiß finde.«

Ich verschluckte mich an meinem Bier und hielt mir hustend die Hand vor den Mund. Noël genoss es offensichtlich, mich aus dem Konzept gebracht zu haben, denn er grinste schief.

»Sorry, Luca, ist dir das unangenehm, wenn ich das sage? Also wenn ich ausspreche, wie heiß ich dich finde?«

Ich hatte mich von meinem Hustenanfall erholt. »Natürlich nicht«, nuschelte ich, »ich bin nur überrascht.«

»Wieso das denn?« Er klang erstaunt.

Ich zuckte mit den Schultern, antworten wollte ich auf seine Frage nicht, das führte nur in ein thematisches Feld, das ich mit diesem Ebenbild einer römischen Marmorfigur nicht behandeln wollte.

»Luca, ich küsse dich doch nicht, weil ich dich *nicht* attraktiv finde.«

»Wer weiß, Männer haben schon dümmeren Scheiß gemacht«, sagte ich mit einem Augenzwinkern. Ich versuchte, diese Unterhaltung wieder etwas zu lockern und vor allem den Fokus von mir wegzulenken. »Da wir jetzt ja festgehalten haben, *wie heiß* du mich findest, zurück zum Anfang: Was wolltest du mir denn sagen?«

»Also mir ist, im Gegensatz zu dir offensichtlich, völlig klar, warum wir immer wieder so ineinanderkrachen.« Ich mochte die Umschreibung, die er gewählt hatte. »Allerdings habe ich auch ein total schlechtes Gewissen dir gegenüber. Ich weiß natürlich nicht, was deine Prinzipien oder Wünsche sind. Aber mir ist wichtig, dir offen zu sagen, dass meine letzte Beziehung noch nicht lange her ist und ich deshalb gerade nicht in diese Richtung gehen kann. Ich hoffe, das ist okay für dich.«

Er stieß den Atem aus und suchte meinen Blick, den ich offen und erleichtert erwiderte.

»Das trifft sich ganz hervorragend«, jubelte ich fast. »Ich habe nämlich auch überhaupt kein Interesse daran, zu daten oder mich in eine Beziehung zu stürzen.«

Er lachte auf. »Mann, und ich dachte, wir hätten uns da in etwas total Kompliziertes reinmanövriert.«

Ich schüttelte den Kopf. »Keine Sorge, haben wir nicht. Wir sind erwachsene, vor allen Dingen vernünftige Leute. Schau, wie entspannt wir das gerade klären!«

Ich spürte, wie mein linkes Bein im Begriff war einzuschlafen. Wenn ich sie überschlagen hatte, klemmte sich manchmal irgendwas ab, und das Leben schwand aus ihnen. Ich wechselte die Seiten und versetzte Noël versehentlich einen Tritt gegen das Schienbein.

»Oh, bitte entschuldige«, sagte ich reflexartig. Noël griff mit einer Grimasse nach unten, erwischte aber statt seinem Schienbein meine Wade. Er berührte sie nicht einmal direkt, sondern nur den Stoff meiner Hose, doch selbst bei der flüchtigen Berührung entzündete sich etwas zwischen uns. Ich sog scharf Luft ein, schaute ihn an und sah in seinen Augen mein Verlangen gespiegelt.

»Das muss aufhören«, sagte ich resolut und wollte seine Hand wegschieben. Ich machte mich auf ein Gefühl von Brennnesseln gefasst, doch kaum hielt ich seine Hand in meiner, wich das Brennen einer angenehmen Wärme. Ich war mir nicht sicher, ob Noël diese Veränderung mitbekommen hatte. Bevor ich das in seinem Blick überprüfen konnte, zog er seine Hand endgültig unterm Tisch hervor.

Ich war ihm dankbar dafür. Und gleichzeitig war ich enttäuscht. Da hatte ich wohl noch ein kleines bisschen Arbeit vor mir, aber das war nichts, was eine kleine Runde Joggen nicht würde lösen können. Meine Güte, so weit war es schon gekommen.

»Du hast recht«, sagte Noël und rieb sich die Hand, die gerade noch mein Bein berührt hatte. »Das vergeht bestimmt von allein. Wir müssen einfach ein bisschen entspannt miteinander abhängen, und dann geht das in absolut unaufgeregte Gewöhnung über, wirst schon sehen.«

Er rutschte auf seinem Stuhl nach vorne und lümmelte sich, so lässig er konnte, gegen die Lehne. Ja doch, er war das Sinnbild von Entspannung. Da gab sein Handy einen Ton von sich.

»Oh, entschuldige, eigentlich ist es immer stumm gestellt.« Er überflog die Nachricht. Lächelnd erklärte er: »Meine Freunde sind gerade im Urlaub und schicken mir regelmäßig Nachrichten, wir nennen es das Logbuch. Eigentlich wäre ich auch dabei gewesen. Wir fahren jedes Jahr einmal gemeinsam in den Urlaub. Dieses Mal konnte ich aber leider nicht mit.«

»Wieso nicht?«

»Weil ich den Jugendklub in der Zeit nicht schließen wollte.«

Er hielt mir sein Handy hin. Es zeigte ein Foto, auf dem eine Gruppe von Leuten zu sehen war. Sie hatten Sportkleidung an und hielten lachend ihre Wanderstöcke in die Kamera.

»Alpenüberquerung«, kommentierte Noël.

Ich nickte. Sein Freundeskreis war irgendwie angsteinflößend – sieben Menschen, drei Männer und vier Frauen mit perfekten Zahnreihen, symmetrischen Gesichtern und sportlich schlanken Körpern.

»Aha«, sagte ich unschlüssig.

Zum Glück kam in diesem Moment die beste Kellnerin Berlins zurück an unseren Tisch, stellte eine Wagenladung Teller vor uns ab, wünschte einen guten Appetit und ließ uns wieder allein. Während des Essens unterhielten wir uns über alles Mögliche. Und es war leicht – keiner von uns musste fieberhaft nach Themen suchen oder sich Fragen überlegen, um das Gespräch am Laufen zu halten. Die letzte Runde kam überraschend, und wir zahlten, ohne dass unser Gespräch ein natürliches Ende gefunden hätte.

»Irgendwie endet das jetzt ziemlich abrupt«, sprach Noël meinen Gedanken aus.

»Sollen wir noch einen Absacker trinken gehen?«, fragte ich, denn auch ich wollte nicht, dass dieser Abend so plötzlich vorbei war. In den vergangenen Stunden hatte ich das Gefühl bekommen, Noël tatsächlich kennenzulernen. Und er war wirklich nett. Und lustig. Es machte Spaß, sich mit ihm zu unterhalten.

Man konnte viel Schlechtes über Berlin sagen, aber die nächste Kneipe war nie weit weg. Wir mussten nur eine Kreuzung überqueren und betraten das *Bierhaus Urban*. Es war das Kontrastprogramm zu der Lokalität davor: verraucht, dunkel, voll und eine bunte Mischung aus urbaner Coolness und professionellem Alkoholismus. Die holzvertäfelte Theke war über und über mit Stickern aus mindestens fünf Jahrzehnten zugeklebt und erstreckte sich fast über die gesamte Breite des Raumes. Die Leute versuchten, auf sich aufmerksam zu machen, um ihre Bestellungen abzugeben. Manche unterhielten sich, und einige wenige saßen auf ihren Barhockern und waren so fest mit dem Mobiliar verwachsen, dass ich mir nicht sicher war, ob sie ihren Platz jemals verließen. Noël schob sich durch den Laden, weg vom Eingang, und ergatterte uns tatsächlich eine freie Stelle an der Theke. Er ließ mir den Vortritt, sodass ich mich dort anlehnen konnte. Dass er ein uneigennütziger Gentleman war, setzte ich ebenfalls auf die Liste der überraschend positiven Eigenschaften, die ich an ihm entdeckte.

»Zwei Bier, zwei Schnäpse?«, fragte ich ihn über die Schulter. Er kam näher, legte seine Hand auf meine Schulter und nickte. In den vergangenen Stunden hatte ganz eindeutig zu wenig Gewöhnung stattgefunden, um gar nicht mehr auf seine Berührung zu reagieren. Aber ich hatte mich und meine Impulse besser im Griff und ignorierte das Feuerwerk an meinen Nervenenden. Es war ein Anfang.

Die Frau auf der anderen Seite der Theke traf meinen Blick, ich rief ihr unsere Bestellung zu, und sie stellte uns zwei Schultheiss und zwei Klare vor die Nase. Wir stießen an, kippten den Schnaps und spülten mit einem Schluck Bier hinterher. Die goldene Regel der Spelunken lautete: Wenn man einen klaren, undefinierbaren Schnaps vor die Nase gestellt bekam, war es am sichersten, so schnell wie möglich mit Bier nachzuspülen.

»Ich bin mir nicht sicher, ob ich noch eine Speiseröhre habe«, brachte Noël hervor. Obwohl auch ich mir Mühe gegeben hatte, schnell zu sein, brannte mein Inneres. Das war definitiv keine Spirituose gewesen, die jemals von irgendeiner Lebensmittelbehörde kontrolliert worden war. Ich schüttelte mich und trank mehr Bier. Viel half schließlich viel, das wusste jeder.

»Jedenfalls habe ich gar keine Schwierigkeiten, mich zu entscheiden. Ich halte Napoleon Dynamite für den besten Film aller Zeiten«, griff Noël das letzte Thema aus dem Restaurant auf.

»Nicht dein Ernst«, rief ich aus. »Ich liebe diesen Film. Ganz eventuell habe ich ein *Vote-for-Pedro*-Shirt zu Hause.«

»Das musst du bitte nächstes Mal anziehen, wenn wir uns sehen. Wobei, besser nicht.« Er fuchtelte mit der Hand durch die Luft, als wollte er den Gedanken vertreiben, der sich gerade in seinem Kopf breitmachte. Und ich wusste genau, wie dieser Gedanke aussah. Ich grinste ihn an. Dabei wollte ich das doch gar nicht, wir hatten doch eine Abmachung. Musste ich mich nur noch dran halten.

»Wenn das Shirt dich schon schwach macht, bekommst du gleich vielleicht ein feuchtes Höschen, wenn ich dir sage, dass ich die Tanzszene auswendig kann.«

Noël blieb der Mund offen stehen, und das Bier, das er gerade trinken wollte, lief aus seinem Mund zurück ins Glas. Er schaute mich mit herzförmigen Augen an.

»Heirate mich«, hauchte er. »Und ich verspreche dir, ich trage bis an unser Lebensende immer Kroketten für dich in der Tasche.«

»Das bedeutet, du wirst von nun an nur noch Cargohosen tragen? Na, was hab ich ein Glück!« Mit der ikonischen Szene des Films vor meinem inneren Auge, brach ich in schallendes Gelächter aus.

Ein Kopf tauchte neben Noël auf und unterbrach unseren Schlagabtausch.

»Hallo, ich habe ja meinen Augen nicht getraut, als ich in einem so gottlosen Schuppen dich erblickt habe«, sagte der Mann.

Ich sah, wie sich Noël auf die Lippen biss, um nicht laut loszulachen. Ich selbst unterdrückte meine Irritation.

»Kann ich dich auf ein Getränk einladen?«, fragte der Mann weiter.

»Danke, aber nein«, antwortete ich freundlich, aber bestimmt. Davon abgesehen, dass ich im Gespräch war, erinnerte er mich an Magnus, den Chef von der Abteilung mit dem komischen Namen bei *UrbanGLAM*. Die Ähnlichkeit war nicht optisch. Es war vielmehr der verzweifelte Versuch, nicht zu altern, den sie gemeinsam hatten.

Leider reichte ihm mein Nein nicht.

»Aber wieso denn nicht?«

»Ganz einfach, weil ich nicht möchte. Das muss reichen, und jetzt möchte ich dich bitten, zu gehen und mich und meine Begleitung wieder allein zu lassen.«

Er drehte sich um und schien Noël jetzt erst zu bemerken. Er musterte ihn von oben bis unten.

»Ist sie deine Freundin?«, fragte er dann.

»Ja«, antwortete Noël knapp.

»Okay, sorry, Mann, ich wusste nicht, dass sie zu dir gehört.

Ich hörte wohl nicht richtig. Da sprachen sie über mich,

als sei ich gar nicht anwesend. Nein, sie feilschten richtig. Wieder mal war meine Aussage nicht genug. Nein, wie so oft brauchte es anscheinend einen Mann, damit ein anderer Mann zuhörte.

»Nein, bin ich nicht«, rief ich dazwischen. »Ich bin nicht seine Freundin, und ich hab dennoch keinen Bock, etwas mit dir zu trinken.«

Verwirrt schaute der Mann zwischen mir und Noël hin und her.

»Also dann verstehe ich dein Problem wirklich nicht«, sagte er schließlich.

Ich glaubte, schreien zu müssen. Doch ich kam nicht dazu, denn Noël schaltete sich ein: »Pass auf, es ist wirklich besser, wenn du jetzt gehst«, sagte er und nahm die Schultern zurück.

Die Drohgeste wirkte: Der Mann verzog sich, genauso wie meine gute Laune.

Noël drehte sich wieder zu mir. »Alles okay?«, fragte er und blickte sich im Laden um, um sicherzustellen, dass der Mann wirklich zurück zu seinen Leuten gegangen war. »Ganz schön hartnäckig, der Typ.«

»Nein, nichts ist in Ordnung«, fuhr ich ihn an. »Du bist kein Stück besser als dieser Typ da.«

Noël wich erschrocken zurück. »Was soll das denn heißen?«

»Das heißt«, ich musste mir Mühe geben, nicht laut zu werden, »dass es nicht sein kann, dass du meinst, mich da jetzt retten zu müssen, als wäre ich nicht selbst in der Lage, die Situation zu regeln.«

»Aber der Kerl wollte nicht gehen!«, verteidigte sich Noël. Er hatte nichts begriffen.

»Und du glaubst, dass er das nur tut, wenn du einschreitest?«

Er zuckte mit den Schultern.

»Siehst du, und damit bist du Teil des gottverdammten Problems. Weil du genauso wenig glaubst, dass ich als Frau eine solche Situation selbst regeln kann! Genau wie der Kerl glaubt, dass mein Nein nichts zählt und er auf meine Abfuhr nichts geben muss. Im Prinzip sitzt ihr beide im selben Boot!«

»So ein Schwachsinn!« Jetzt wurde Noël laut. »Ich wollte dir nur helfen, Luca.«

»Ich habe dich nicht darum gebeten.« Ich funkelte ihn wütend an. »Und ich brauche deine Hilfe nicht!«

Noël spannte den Kiefer an. Er schaute mich an, dann irgendwo hinter mich. »Gut, dann gehe ich jetzt wohl besser«, sagte er.

»Denke ich auch.«

»Soll ich dich nach Hause begleiten?«

»Nein«, antwortete ich knapp und drehte mich wieder zur Theke. Ich würde noch nicht gehen. Ich würde noch ein Bier trinken. Noël war eine genauso große Arschgeige wie dieser Typ, nur dass er sich in einer schillernden Rüstung versteckte.

Ich war gerade im Begriff, mir ein letztes Bier zu bestellen, als ich ein »Hey« neben mir hörte. Bitte nicht schon wieder. Ich drehte den Kopf und sah ein Gesicht, das mir vage bekannt vorkam. Kurze braune Haare, silberner Ohrring an einem Ohr, Dreitagebart. Ich kramte in meinem Gedächtnis, kam aber nicht auf die Lösung.

»Ich bin der Barkeeper«, sagte der Kerl schließlich, »aus der *Apotheken Bar*.«

Es fiel mir wie Schuppen von den Augen. Wie hatte ich ihn nicht wiedererkennen können, schließlich waren Charles und ich fast wöchentlich dort. Wobei unser letzter Besuch tatsächlich schon einige Zeit zurücklag.

»Du warst das auch bei Ikea neulich, oder?«, fragte ich ihn, als mir die Szene nach dem Einkauf mit meiner Mutter wieder einfiel.

Er nickte.

»Oh Mann, ich hatte keinen Schimmer«, lachte ich.

»Das hat man gemerkt! Bist du allein da? Darf ich mich zu dir setzen?«

Ich nickte.

»Wohnst du hier auf der Ecke?«, fragte ich.

»Ja, gleich da hinten«, antwortete er und deutete mit dem Daumen in eine unbestimmte Richtung hinter sich. Er bestellte uns eine Runde Bier, und ich musterte ihn von der Seite. Er sah gut aus. Er hatte etwas von einem Bären, seine Unterarme waren stark behaart, ebenso seine Brust, wie sein aufgeknöpftes Hemd sehen ließ.

»Ihr wart lange nicht mehr da«, sagte er.

»Ja, du weißt ja, wie das ist«, antwortete ich vage. Ich hatte keine Lust, meine Freundschaftsprobleme mit ihm zu teilen, und war mir sicher, dass er auch gar kein Interesse daran hatte, sie zu erfahren.

»Irgendwas ist immer?«, vervollständigte er meinen Satz, und ich nickte.

Er lehnte sich auf der Theke rüber. »Du, wenn ich jetzt die Gelegenheit habe, ich wollte dir seit Wochen was sagen: Ich fand deine Aktion mit diesem Typen damals wirklich mega. Meinen Zuspruch hattest du auf jeden Fall!«

»Danke, der bringt mir nur nichts – eine Verurteilung hab ich trotzdem kassiert.«

»Nicht wirklich? Das musst du mir erzählen!« Er lehnte sich über die Theke und bestellte noch mal zwei Bier und zwei Schnäpse, und ich war mir sicher, dass ich noch eine ganze Weile an dieser Theke sitzen würde.

19

▷ Männer lol – futurebae

—

Dieselbe Kleidung zu tragen wie am Vorabend, war nie angenehm. Wenn diese dann auch noch nach kaltem Zigarettenrauch stank, war es endgültig vorbei. Mein einziger Lichtblick war, dass es Samstagmorgen war und ich somit nicht die Einzige, die ihren Walk of Shame hinter sich brachte.

Langsam schlich ich die Treppen der U-Bahn-Haltestelle hinauf, dem Licht entgegen. Ich war mir ziemlich sicher, dass die Sonne in Prenzlauer Berg heller schien als anderswo. Auf dem Weg zwischen der Haltestelle und Charles' Wohnung gab es eine Bäckerei, in die ich nur ging, wenn ich nicht zu Hause geschlafen hatte und am nächsten Morgen zuerst zu meiner besten Freundin fahren musste, um ihr brühwarm davon zu erzählen. Ich kaufte Croissants und Brötchen und für mich einen Blaubeermuffin, da mein verkaterter Magen genau das haben wollte.

Ich kniff die Augen zusammen und orientierte mich einen Moment lang. Natürlich waren der Barkeeper aus der *Apotheken Bar* und ich gestern noch bis spät in die Nacht an dieser Theke versackt, und natürlich folgten auf die eine

Runde Bier und Schnaps noch zahlreiche weitere. Bei dem Gedanken daran wurde mir ein bisschen übel. Spontan trat ich in den Kiosk, an dem ich gerade vorbeilief, und kaufte eine Cola für mich und Orangensaft für Charles und Max. Ein ausgewogenes Frühstück.

Ich klingelte.

»Hallo?« Obwohl es recht früh war, klang Charles' Stimme schon wach.

»Hey, ich bin's.«

Dieses Mal ließ sie mich nicht draußen stehen. Ich hörte das Surren des Türöffners, ließ meinen Körper gegen die Haustür fallen und drückte sie auf. Eine gefühlte halbe Stunde und drei Atemnöte später war ich endlich auf ihrer Etage angekommen.

Charles wartete an der geöffneten Wohnungstür. Sie sah aus, wie ich an einem Samstagmorgen um neun Uhr wohl nie aussehen würde: munter, geschminkt, in richtiger Kleidung und ganz offensichtlich schon startklar für den Tag.

»Ich hoffe, du hast wenigstens noch nicht gefrühstückt«, sagte ich, drückte ihr einen Kuss auf die Wange und die Bäckertüte in die Hand.

»Ich wollte gerade Brötchen kaufen gehen, aber das muss ich ja nicht mehr. Dann mach ich uns mal Kaffee.«

»Klasse«, stöhnte ich, denn ich brauchte dringend eine gigantische Tasse. Ich entschuldigte mich ins Bad, wo ich mir ausgiebig die Hände und das Gesicht wusch. Ich überlegte kurz, ob ich nicht schnell unter die Dusche hüpfte. Aber es gab vermutlich nichts, das widerlicher war, als frisch geduscht wieder die Klamotten der vergangenen Nacht anzuziehen. Ich gab Zahnpasta auf meinen Zeigefinger und putzte zumindest rudimentär meine Zähne. Alles war besser als dieses pelzige Gefühl im Mund. Zuletzt suchte ich mir einen von Charles' kostbar aussehenden Tiegeln aus und cremte mir großzügig das Gesicht ein. Ich fühlte mich wieder wie ein Mensch.

Aus der Küche wehte ein verführerischer Duft nach Kaffee, und es stand bereits eine dampfende Tasse auf dem Tisch. Charles zog gerade eine Bratpfanne aus einem der unteren Küchenschränke.

»Spiegelei?«, fragte sie, und ich nickte selig. Während sie die Eier briet, deckte ich den Tisch.

»Ist Max auch da?«, fragte ich, als ich die Teller aus dem Schrank holte.

»Nee, der ist schon unterwegs. Macht heute 'ne Radtour mit den Jungs.« Sie schlug zwei Eier in die Pfanne, und augenblicklich erklang ein zischendes und blubberndes Geräusch, als die Eier auf die heiße Butter trafen.

Dass Max unterwegs war, überraschte mich ein wenig, denn eigentlich war der Samstagvormittag den beiden heilig. Das war ihr gemeinsamer Moment in der Woche, und bis auf einige wenige Ausnahmen – wie damals in der Markthalle, als Charles und ich uns kennengelernt hatten – hielten sie diesem Ritual eisern die Treue. Ich beschloss, nicht nachzuhaken.

Im Kühlschrank fand ich Marmelade, Käse, vegetarische Wurst und stellte alles auf den Tisch. Charles war wohl das, was man einen urbanen Flexitarier nannte – mal so, mal so, aber immer bio und wenn möglich regional. Sie verteilte die Spiegeleier auf die Teller, stellte die Pfanne ins Spülbecken und setzte sich. Dann schenkte sie sich ein Glas Orangensaft ein und schaute mich fragend an. Ich schüttelte den Kopf.

»Dacht ich mir«, schmunzelte Charles und reichte mir die Cola, die neben ihr stand. Genau das war es, was mir die letzten Wochen so sehr gefehlt hatte. Wir waren schon so lange miteinander befreundet, dass wir uns in jeglichen Aggregatzuständen kannten. Dass ich an einem Katermorgen körperlich nicht dazu in der Lage war, Fruchtsäure zu mir zu nehmen, wusste Charles. So wie ich wusste, dass es ungewöhnlich war, dass Max um diese Uhrzeit schon unterwegs war.

»Willst du mir sagen, worüber ihr euch neulich gestritten habt?«, fragte ich schließlich doch vorsichtig. Ich hatte Sorge, Charles' gute Laune zu riskieren. Außerdem genoss ich das Gefühl, dass wir uns heute wieder wie wir anfühlten.

Sie zögerte mit ihrer Antwort. »Das ist nicht so leicht zu sagen. Wir haben Probleme.«

»Finanzielle?«

Charles schüttelte den Kopf. »Nein, mit unserer Beziehung. Wir sind festgefahren und wissen nicht, wie es weitergehen soll.«

»Was für eine Frage. Ihr heiratet natürlich!«, rief ich fröhlich aus.

Charles grinste etwas schief und nahm sich ein Brötchen aus der Tüte. Mir reichte sie ebenfalls eines und den Blaubeermuffin gleich hinterher.

»Und, von wem kommst du heute?«, fragte sie dann.

Okay, sie wollte wohl nicht mehr über Max und ihre Probleme reden. Und wer wäre ich, wenn ich dem Wunsch meiner Freundin nicht entsprechen würde? Ich setzte ein zerknirschtes Gesicht auf.

»Oh nein, ist es ein Dario?«

»Was? Nein!«, rief ich, völlig überrascht, dass sie so übergangslos auf meinen Ex-Freund gekommen war. Wo sollte ich den auch so plötzlich wiedertreffen? Diese Beziehung war inzwischen vermutlich schon Jahrzehnte her. Charles überlegte weiter.

»Aber es ist jemand, den ich kenne. Oje, ist es einer meiner Ex-Freunde?« Sie spielte die entrüstete Freundin sehr gut, denn da kam höchstens ihr Kindergartenfreund infrage, und selbst Charles hatte seinen Namen vergessen.

»Ich sag mal so, wir müssen uns vielleicht eine neue Stammbar suchen.«

»Okay.« Charles trug es tapfer. »Wer?«

»Der Barkeeper aus der *Apotheken Bar.*« Ich sagte es schnell, ohne langes Zögern oder Nachdenken. Einfach raus.

»Der an dem Abend gearbeitet hatte, als …«, überlegte Charles laut, und ich nickte.

»Ganz genau.«

Sie nahm sich ein Croissant aus der Tüte und zupfte kleine Stücke davon ab, die sie in ihren Hafercappuccino tunkte. »Und, wie war's?«

Ich schraubte meine Colaflasche auf, zuckte bei dem zischenden Geräusch zusammen und trank dann ganze drei Schlucke, bevor das Gefühl, von der Kohlensäure aufstoßen zu müssen, meine Speiseröhre blockierte. »Eine absolute Vollkatastrophe.«

»Och nö.«

»Leider doch.« Ich schüttelte untröstlich den Kopf und bereute die Bewegung sofort. »Sein Name ist Benoit, und nachdem er mir die halbe Nacht erzählt hatte, wieso Franzosen bekannt für *amour* sind, hat seine ganze dreißig Sekunden gedauert.«

»Ach herrje, war er denn vielleicht müde? Zu betrunken? Oder zu erregt?«

Ich schaute Charles schief an. An allen anderen Tagen schätzte ich sie sehr dafür, dass sie sich kein Urteil über jemanden erlaubte, ohne alle relevanten Fakten zu kennen. Aber wenn ich an einem Samstagmorgen um neun Uhr bei ihr aufschlug und ihr erzählte, dass mein One-Night-Stand enttäuschend war, wünschte ich mir eine andere Reaktion.

Ich verzog das Gesicht. »Nein, er war einfach ein Egoist. Er wollte zu seinem Stich kommen, meine Befriedigung hat ihn nicht interessiert.«

»Oh Mann, das tut mir ehrlich leid.«

»Ja, mir auch.« Ich zuckte auf eine Art mit den Schultern, wie es wohl jede Frau schon einmal getan hat, weil es so normal war, dass ihr Höhepunkt dem Mann egal gewesen war. Man konnte in einen Raum mit zehn fremden Frauen kommen, und zehn von ihnen hätten genau so eine Geschichte in petto. Mindestens. »Es ist besonders bitter, weil er sich auch heute Morgen nicht gerade von seiner besten Seite gezeigt hat.«

»Wie meinst du das?«

»Wir sind aufgewacht, und er wollte eine zweite Runde einläuten. Ich habe dankend abgelehnt und stattdessen gefragt, ob er vielleicht einen Kaffee hätte. Da meinte er, hätte er nicht, müsste ich mir draußen einen holen. Wo die Tür sei, wisse ich ja. Dann hat er mir einen widerlichen Kuss auf die Backe aufgedrückt, sich umgedreht und weitergeschlafen.«

Charles starrte mich entgeistert an. »Also, bisher gibt es da in deinen Erzählungen wirklich nichts Gutes. Wieso bist du denn überhaupt mit ihm mit?«

Ich stöhnte auf. Weil ich betrunken und *horny* war? »Weil er gestern Abend supernett war. Und spannend! Er hat mir von seinem Leben in Belgien erzählt, bevor er nach Berlin gekommen ist.«

»Moment«, unterbrach mich Charles. »Ich dachte, er sei Franzose?«

»Stimmt.« Wieso war mir das nicht früher aufgefallen? Ich wusste genau, wieso: Weil ich gestern Nacht nicht mehr mit meinem Hirn gedacht hatte. »Bestimmt macht er auf Franzose, um Frauen aufzureißen«, mutmaßte ich und biss grimmig in meinen Muffin.

»Das ist so erbärmlich«, murmelte Charles, und leider musste ich ihr zustimmen.

»Wie alt ist der denn?«, fragte Charles weiter. Sie wusste einfach, wie man den Finger in die Wunde legte.

»47«, antwortete ich knapp. Als Antwort bekam ich ein Gesicht, das sagte: Merkste selbst, ne?

»Nichtsdestotrotz«, nahm ich meinen Faden wieder auf, »war er wirklich interessant. Er ist eigentlich Künstler und hat mir einige seiner Arbeiten auf seinem Instagram Account gezeigt. Er ist gar nicht so unbekannt – er hatte knapp zehntausend Follower. Na ja, er muss im Moment noch in der Bar arbeiten, um über die Runden zu kommen.«

»Aber wenn er so bekannt ist, dann muss es da doch Abnehmer geben für seine Arbeit?«, hakte Charles nach.

»Es sei einfach noch nicht der richtige Interessent dabei gewesen, meinte er.«

Ich kannte Charles' Gesicht, und jetzt zeichnete sich nacktes Misstrauen darauf ab. »Was soll das heißen?«

»Benoit ist es eben wichtig, wer seine Kunstwerke kauft. Wenn jemand Interesse an seiner Arbeit hat, der in Benoits Augen ebendiese Arbeit aber nicht verstanden hat, dann verkauft er der Person nichts. Seine Kunst zu verkaufen ist wie einen Hund zu vermitteln. Den gibt man ja auch nicht an jeden.«

»Nee, Luca, das ist es nicht. Das eine ist ein Lebewesen, das in Gänze von den Leuten abhängig ist, zu denen es kommt. Das andere ist am Ende des Tages ein Produkt, das einen Wert hat und zu diesem Preis verkauft wird.«

Ich sackte in meinem Stuhl zusammen. »Du hast ja recht«, sagte ich kleinlaut, was so gar nicht zu mir passen wollte.

»Ja, habe ich. Der Typ hält sich für einen Künstler, und vor allem hält er sich für was Besseres. Vermutlich würde er nicht einmal Gott persönlich ein Bild verkaufen. Versteh mich nicht falsch, es ist gar nichts dagegen einzuwenden, als Barkeeper zu arbeiten. Aber der überbrückt nicht, er hat einfach nur Schiss, sich der Realität und der Selbstständigkeit als Künstler zu stellen und damit gegebenenfalls auf die Fresse zu fliegen.«

Ich schaute Charles mit großen Augen an. Dass sie so konsequent und scharf im Ton wurde, kam selten vor. Ich nahm meine Tasse in die Hand, jedoch nicht, um daraus zu trinken, sondern um mich dahinter zu verstecken.

»Dann brauche ich dir auch gar nicht zu erzählen, dass er gerne reist, plant, den Winter auf Bali zu verbringen, und eh überlegt, Berlin zu verlassen, weil es einfach nicht mehr dasselbe sei wie früher.«

»Wie lange ist er denn schon in Berlin?«

»Fünf Jahre«, antwortete ich zerknirscht und hielt die Tasse noch näher vor mein Gesicht.

»Boah, Luca! WARUM? Warum bist du mit einem so offensichtlichen Vollidioten nach Hause gegangen?«

»Ich weeeeeeeiß«, jaulte ich. »Aber wir hatten uns wirklich nett unterhalten, und nachdem der Abend davor so eine blöde Wendung genommen hat, war ich einfach so dankbar, dass ich zufällig Benoit getroffen habe.«

»Wieso, was ist denn davor passiert?«, fragte Charles, und ich erzählte ihr die ganze Geschichte bis zu dem Moment, in dem der fremde Mann in das Gespräch zwischen Noël und mir geplatzt war.

»Und Noël hat dich aus dieser Situation gerettet?«, fragte Charles.

Ich schüttelte den Kopf. »Nee. Also vielleicht in seinem Kopf, aber er hat auch nur dazu beigetragen, dass mein Wort wieder mal nichts wert war.« Ich wurde schon wieder sauer bei der Erinnerung daran.

Charles dachte eine Weile über meine Aussage nach. »Das stimmt natürlich«, sagte sie dann. »Auf der anderen Seite könnte man dann behaupten, dass du genau dasselbe bei mir gemacht hast damals.«

»Ich finde, es ist schon was anderes, wenn eine Frau einer anderen beisteht. Und eben nicht ein anderer Mann, der dann mit dem Mann die Situation regelt.«

Charles lächelte versöhnlich. »Na klar. Vielleicht hast auch du nur einen großen Anteil Testosteron in deinem System, das Dinge für andere klären will.«

»Eier hab ich auf jeden Fall für zehn.« Keine Ahnung, wo das plötzlich herkam.

Charles lachte johlend auf. Leider hatte sie sich gerade ein Stück Croissant in den Mund gesteckt. Nun regnete es Krümel.

Es dauerte eine Weile, bis sie sich wieder beruhigt hatte.

»Luca, darf ich ehrlich sein?«, fragte sie schließlich.

»Ich weiß nicht«, antwortete ich wahrheitsgemäß. Charles würde es so oder so sein, und was sie sagen würde, wäre eine unbestreitbare Tatsache, die ich nicht würde leugnen können. Ich umklammerte meine Tasse, sie war nun mein *emotional support cup*, und machte mich bereit.

»Ja, dieser Noël hat sich nicht perfekt verhalten, als dieser Magnus-Abklatsch dich angesprochen hat. Dennoch finde ich, dass du sehr streng mit ihm ins Gericht gegangen bist, immerhin wollte er dir nur helfen. So wie er aus deinen Erzählungen klingt, hättest du ihm danach schon erklären können, was dein Problem ist, und er hätte es verstanden. Und würde es beim nächsten Mal anders machen.«

»Aber ich …«

Charles hob den Zeigefinger. »Ich bin noch nicht fertig. Ich glaube nämlich, dass es in Wahrheit gar nicht um diese Szene ging. Sondern dass dir klar geworden ist, dass dieser Noël ein ziemlich guter Kerl ist, der richtig was auf dem Kasten hat. Ich meine, er arbeitet vormittags als freier Übersetzer und leitet nachmittags den Jugendklub. Er war dir gegenüber offen, geht gut mit den Kindern um, hat sich deine Vorschläge und Hinweise angehört, ohne sich angegriffen zu fühlen.« Ich holte gerade wieder Luft, um zu unterbrechen, aber Charles sprach einfach weiter: »Aber weil du eine solche Knalltüte bist, hast du verzweifelt nach einem Grund gesucht, aus dem du euren Abend torpedieren kannst, um ja nicht Gefahr zu laufen, es nett zu finden. Oder mit ihm nach Hause gehen zu wollen. Oder, Gott bewahre!, vielleicht sogar eine Wiederholung zu wollen. Vor irgendwas hast du eine solche Angst, dass du dich selbst sabotierst, und ich finde es sehr schade, das als deine Freundin beobachten zu müssen. Weil ich weiß, dass du es besser kannst und vor allem auch besser verdient hast. Du brauchst keinen Benoit, der nur um sein eigenes Ego kreist. Du hast behauptet, dass dieser Noël nicht zu dir passt und nicht dein Typ ist. Ich sag mal so: Wem ich auf einen Dienstagnachmittag aus dem Nichts die Klamotten vom Leib reißen will, den würde ich schon für meinen Typ halten.«

»Du vergisst, dass er keine Beziehung möchte«, warf ich ein.

»Du doch auch nicht. Davon abgesehen: Wenn jemand wissen müsste, dass es nicht nur Schwarz oder Weiß gibt, sprich nicht nur Beziehung oder gar nichts, dann müsstest das doch eigentlich du sein. Und, Luca, ich sage: Ihr passt gut zusammen. Ich sage nicht: Heiratet übermorgen. Du hast da jemand Netten und Tollen kennengelernt und verbaust dir die Chance, ihn in dein Leben zu lassen. Stattdessen suchst du dir mit voller Absicht so krasse Vollidioten wie Benoit aus, weil du dich da von Anfang an in Sicherheit wiegst, dein Herz nicht in Gefahr zu bringen. Soll ich dir verraten, was ich dazu sage?«

»Nein?«, versuchte ich, das Unvermeidbare noch abzuhalten.

»Bullshit!« Charles brüllte es quer über den Tisch, direkt in mein Gehirn. »Und das weißt du genau.«

Sie funkelte mich streng an, und ich erkannte die Lehrerin in ihr. Außerdem hatte ich ein bisschen Angst vor ihr. Wenn ich ihr jetzt noch erzählen würde, dass ich Benoit für das vermeintliche Kompliment, »nicht so stressig zu sein wie die anderen Frauen«, nicht den Kopf abgebissen hatte, dann würde sich Charles vermutlich die liebliche Maske vom Gesicht reißen und Benoit heimsuchen und das nachholen. Eigentlich, fiel mir auf, verhielt sich Charles genauso wie ich normalerweise. Nur bei diesem verdammten Thema hatte ich keinen Zugang zu dieser Seite von mir.

Ich seufzte. »Wie erkenne ich denn aber, ob jemand romantisch an mir interessiert ist? Ob ein Mann mit mir schlafen will, das ist leicht. Das ist laut und deutlich. Aber das andere?«

Charles nickte verständnisvoll. »Das ist auch nicht leicht, denn das kann immer anders sein. Genauso laut und ein Feuerwerk, oder auch ganz leise. Aber es zeigt sich immer durch Beständigkeit und Taten.«

»Klingt saulangweilig«, versuchte ich einen Scherz, doch Charles ließ mich eiskalt abblitzen.

»Ist es aber nicht. Es ist schön, Luca. Einfach nur schön.«

20

▷ Don't Stop Me Now – Queen

—

Inzwischen fühlte ich mich nicht mehr wie die größte Heuchlerin in ganz Berlin, wenn ich meine Sportsachen anzog. Ich war sogar so weit, dass ich abends die Onlineshops nach Laufkleidung durchstöberte und mir Erfahrungsberichte zu Laufschuhen durchlas. Ich spürte, wie meine jetzigen Schuhe meinen Gelenken keine große Freude bereiteten. Aber ich war immer noch nicht über die drei Kilometer hinausgekommen. Wir befanden uns also nicht in einem kritischen Bereich. Redete ich mir jedenfalls ein.

Nach dem Frühstück mit Charles musste ich über einiges nachdenken. Ich war zwar immer noch hochgradig verkatert, und auch der Umstand, dass ich die halbe Nacht in einer verrauchten Kneipe verbracht und dabei auch selbst die ein oder andere Zigarette geraucht hatte, sorgte nicht gerade dafür, dass ich vor Energie strotzte. Doch ich musste den Knoten in meinem Gehirn lösen. Ich wusste nicht, ob es daran lag, dass durch die Bewegung besondere Botenstoffe ausgestoßen wurden, die meine Gedanken sortierten. Oder daran, dass ich es insgeheim immer noch so sehr hasste, dass dieser Hass meine wahren Probleme überwog und diese damit leichter lösbar erscheinen ließ. Im Prinzip war es mir auch egal, Hauptsache, es funktionierte.

Ich wollte sterben. Fünf Minuten, nachdem ich losgerannt war, dachte ich, der Tod wäre mir auf den Fersen. Doch ich kämpfte mich weiter voran, und mit der Zeit wurde es besser. Meine Beine waren schwerfällig und schmerzten, als hätte ich sie nach Jahren des Stillliegens heute zum ersten Mal wieder bewegt. Ich war mir sicher, dass ich pures Gift ausschwitzte, und bei meinem zweiten Hustenanfall stellte ich mir vor, wie kleine Bagger das eingeatmete Nikotin der vergangenen Nacht wieder abbaggerten. Doch auch wenn heute kaum mehr zu holen war als ein sehr zügiges Gehen, hatte ich es doch immerhin vor die Tür geschafft.

Als sich mein Bewegungsapparat endlich eingependelt hatte, konnte mein Kopf an die Arbeit gehen. Zu der ersten Erkenntnis gelangte ich recht schnell: Charles hatte recht. Das konnte ich nicht leugnen, und vielleicht wollte ich das auch gar nicht. Noch im *Bierhaus Urban* hatte ich den Gedanken bemerkt, dass ich Benoit eigentlich für einen eitlen Gockel hielt. Aber ich wollte nicht auf mich hören. Nein, ich wollte, dass mich jemand wollte, nur für den Moment. Weil ich dachte, dass ich mich dann besser fühlen würde. Und ich wollte Noël eine reindrücken. Warum ich dafür mit einem anderen Mann schlafen musste, begriff ich im kalten Licht des Tages auch nicht mehr.

Noch weniger logisch erschien mir aber die Frage, die Charles zwischen den Zeilen aufgeworfen hatte: Warum verweigerte ich mich dem Glück? Ich musste bei diesem Gedanken etwas über mich selbst lachen. Offenbar entwickelte ich mit Kater einen Hang zur Dramatik. Welche Synapsen waren bei mir falsch gekoppelt, dass ich nicht wollte, dass mir jemand zu nahekam? Ich selbst mochte mich, wieso wollte ich nicht, dass es jemand anderem genauso ging? Ich merkte, dass diese Suche nach dem Warum noch ein paar Läufe brauchen würde. Heute war nicht der Tag dafür, beschloss ich und bog in die nächste Straße ein, um wieder nach Hause zu joggen. Tatsächlich hatte ich mich mittlerweile zu einem respektablen Tempo gesteigert, und so unwahrscheinlich, wie es mir vor 20 Minuten noch erschienen war: Ich fühlte mich gut.

21

▷ Golden – Jill Scott

—

»Bah, ich fühl mich widerlich«, sagte meine Mutter.

Ich unterdrückte ein Stoßseufzen. Wir hatten so gut durchgehalten. Heute war Barbaras Geburtstag, und gemäß Tradition waren wir essen gegangen, ich hatte ihr eine kleine Flasche Piccolo mitgebracht und war dankbar, dass sie nicht nach ihrem richtigen Geschenk gefragt hatte. Meine vierundzwanzig Stunden Gnadenfrist hatten natürlich nicht dazu beigetragen, dass sich mir das perfekte Geschenk offenbart hätte.

Ich musterte meine Mutter schweigend. Sie trug wie jedes Jahr ihr schwarzes Kostüm und dazu eine große Perlenkette, ein Outfit, das nur an diesem besonderen Tag aus dem Schrank kam. Den ganzen Abend hatte es weder Kommentare zum Thema »Körper« im Allgemeinen noch Blicke auf meinen im Spezifischen gegeben. Wir hatten einfach nett beisammengesessen und ein unverfängliches, aber dennoch unterhaltsames Gespräch gehabt. Und jetzt – auf den buchstäblichen letzten Metern – ließ sich meine Mutter doch noch dazu hinreißen, uns den Abend zu ruinieren.

»Ach, Mutti, sag doch so was nicht«, versuchte ich, sie zu beschwichtigen, und parkte den Wagen in einer Parklücke vor ihrem Haus. Doch sie ließ sich nicht ablenken.

»Nein, ekelhaft. Ich habe viel zu viel gegessen. Ich sagte doch, ich will nur eine Kleinigkeit, und was ist? Ich halte mich nicht dran, verschlinge alles, und nun geht es mir schlecht.«

Ich stellte den Motor aus, lockerte meinen Gurt, sodass ich mich zu ihr drehen konnte. »Du hast eine Vorspeise und ein Hauptgericht gegessen, das macht dich jetzt nicht zu einem Fressmonster. Immerhin kannst du jetzt gleich aus deinem Kostüm und in bequeme Kleidung schlüpfen. Wirst schon sehen, dann fühlt es sich nicht mehr so schlimm an.«

»Doch, das bleibt jetzt.«

Falls sich jemand fragte, woher ich einen möglichen Sturkopf haben könnte – ich hätte da eine Antwort.

Ich versuchte einen anderen Ansatz. »Wenn du dich jetzt nur ärgerst, redest du doch damit auch unser ganzes Essen kaputt und den schönen Abend, den wir hatten. Und somit eigentlich auch deinen ganzen Geburtstag. Das wäre doch mega schade, oder?«

»Mpfh«, machte meine Mutter. Für gewöhnlich war dies das Zeichen, dass die Unterhaltung beendet war. Anstalten, aus dem Auto auszusteigen, machte sie dennoch keine. Stattdessen starrte sie verdrossen vor sich hin.

Sanft setzte ich erneut an: »Schau mal, Mutti, wenn deine Freundinnen Geburtstag feiern oder ihr zusammen essen seid, fühlen die sich dann auch widerlich danach? Hier, mit der Gitte zum Beispiel.«

Ich traute meine Ohren kaum. Was hatte ich da gerade gesagt? Ich packte wirklich die »Wenn die anderen Kinder von der Brücke springen, würdest du dann auch springen?«-Keule aus, die meine Mutter vor dreißig Jahren an mir versucht hatte. Einen Moment lang schwankte ich zwischen Rührung und Entsetzen: Das war ein Full-Circle-Moment, der Moment, in dem sich ein Kreis schloss.

»Ach, Gitte ist nicht mehr«, unterbrach meine Mutter den Moment, den ich mit mir selbst hatte.

»Oh nein, das hast du gar nicht erzählt! Ist sie gestorben?«

Überrascht schaute meine Mutter mich an. »Was? Nein! Eine dumme Schnepfe ist die, mehr nicht.«

Oh. Okay. Gitte und Barbara waren also keine Freundinnen mehr. Warum, wollte ich gar nicht wissen.

»Und andere Freundinnen?«, fragte ich vorsichtig. Mir fiel auf, dass ich keine Ahnung vom Privatleben meiner Mutter hatte, seit sie nicht mehr arbeitete.

»Hab ich nicht«, brummte sie.

»Dann such dir doch welche«, schlug ich vor.

»In meinem Alter doch nicht mehr!« Sie brachte es tatsächlich fertig und zeigte mir den Vogel, als hätte ich vorgeschlagen, einen Tapir aus dem Berliner Zoo zu klauen.

»Hä, Mutti, gerade in deinem Alter«, gab ich zurück. »Ihr habt doch alle Zeit!«

Sie streckte mir die Zunge raus, und ich musste lachen. »Okay, im Ernst jetzt. Wenn du dich so schlecht fühlst und vielleicht doch neue Kontakte knüpfen willst, dann habe ich das perfekte Geburtstagsgeschenk für dich.«

Sie schaute mich gespannt an, ein Blick, der mir verriet, dass ich mit der Sprache rausrücken sollte.

»Wir gehen zum Zumba zusammen«, rief ich feierlich und strahlte sie über das ganze Gesicht an, doch meine Mutter wirkte skeptisch.

»Das ist dir gerade eingefallen, oder?«

Ich versuchte, meine feierliche Miene zu halten, und nickte. Was folgte, war eine Demonstration der Eigenschaft, für die ich meine Mutter sehr liebte: Sie lehnte sich zu mir herüber und umarmte mich fest.

»Danke, Schatz. Darauf freue ich mich sehr!«

Sie schnallte sich ab, und ich reichte ihr die kleine Flasche Piccolo, die auf der Rückbank gelegen hatte. Wir verabschiedeten uns, sie drückte mir noch mal einen Kuss auf die Wange und hielt schon den Türgriff in der Hand, als sie sich noch mal zu mir umdrehte.

»Irgendwas ist anders an dir«, sagte sie dann.

Ich zuckte mit den Schultern. »Ich weiß nicht, was du meinst. Alles beim Alten!«

Sie glaubte mir offensichtlich nicht, hakte aber nicht nach.

Das Laufen war nach wie vor mein, und ich war noch nicht bereit, es mit meiner Mutter zu teilen.

22

▷ Imperfect – Kate Nash

—

Das Klingeln meines Handys riss mich aus der Konzentration. Verdammt, warum hatte ich es nicht stumm gestellt? Ich hatte es extra auf die Küchenarbeitsfläche gelegt. Das war mein persönlicher Trick 17: das Telefon nicht griffbereit neben mir zu haben, wenn ich konzentriert und effizient arbeiten wollte. Leider hatte ich sonst nämlich nur die Aufmerksamkeitsspanne eines Eichhörnchens, das versehentlich in einen Beutel Koks gefallen war.

Am Donnerstag mussten Amelie und ich das neue Konzept vorstellen, heute war schon Montag. Wir waren immer noch überzeugt davon, die richtige Entscheidung getroffen zu haben damit, alles noch einmal umzuwerfen. Doch was wir dafür brauchten, waren Tage mit mehr als 24 Stunden. Und Ungestörtheit. Mit einem unwilligen Blick verabschiedete ich mich aus dem Tunnel, in dem ich gerade gesteckt hatte, und klappte den Laptop für einen Moment zu. Wenn ich den Schreibtisch schon verließ, konnte ich mir auch gleich einen neuen Kaffee machen.

Das Display zeigte Noëls Namen. Ich ließ das Handy

prompt wieder los, und es fiel krachend auf die Arbeitsplatte.

»Fuck«, murmelte ich und hob es schnell wieder auf. Kein Sprung, immerhin. Ein Anruf in Abwesenheit wurde mir angezeigt. Wieso hatte Noël angerufen? Ob er sich vielleicht entschuldigen wollte? Aber wieso dann erst jetzt, das hätte er sicher am Wochenende erledigen können. Oder einfach später im Jugendklub, wenn wir uns sowieso sehen würden. Vielleicht hatte sein Anruf auch gar nichts mit dem Vorfall vom Freitagabend zu tun, sondern es ging um den Jugendklub? Möglicherweise hatte er angerufen, um mir zu sagen, dass das Zentrum heute außerplanmäßig geschlossen blieb. Das würde mir natürlich total entgegenkommen, so könnte ich stattdessen den ganzen Tag an der Kampagne arbeiten. Ich rief ihn zurück.

»Hey«, krächzte es aus der Leitung, und ich konnte allein daraus den grippalen Infekt und die 39 Grad Körpertemperatur hören.

»Du bist krank«, stellte ich fest.

»Sherlock«, kommentierte Noël. »Mich hat's leider total erwischt.« Er wurde von seinem trockenen Husten unterbrochen.

»Dann bleibt das Zentrum heute geschlossen?«

»Nein, auf keinen Fall«, antwortete Noël.

»Aber du kannst doch nicht arbeiten gehen, wenn du so krank bist!«

»Hab ich auch nicht vor, aber danke, dass du dich um mich sorgst.«

Ich konnte mir ganz genau vorstellen, wie er gerade zufrieden grinste, weil er wieder mal eine Steilvorlage entdeckt hatte, mit der er versuchen konnte, mich aus dem Takt zu bringen.

Bevor ich etwas erwidern konnte, fuhr er fort: »Du wirst den Laden heute schmeißen.«

Wie bitte? Ich musste mich wohl verhört haben.

»Sorry, das musst du bitte noch mal wiederholen. Da war wohl gerade die Verbindung ganz schlecht.«

»Du hast mich schon verstanden, Luca. Du wirst das Zentrum heute aufmachen, dich um die Kids kümmern und am Ende wieder abschließen.«

»Ich denke nicht.« Ein stärkeres Argument, um die drohende Gefahr abzuwenden, fiel mir nicht ein.

»Doch. Das hast du schon tausendmal gemacht, nur mit dem winzigen Unterschied, dass ich heute nicht da bin. Du wirst sehen, das wird gar nicht auffallen.«

»Können wir nicht einfach zulassen heute?« Ich flehte ihn förmlich an.

»Nein. Der Jugendklub ist wichtig für die Kids. Wir haben da eine Verantwortung. Auch, wenn du die vielleicht nicht so ausgeprägt spürst wie ich.«

»Ich denke, ich spüre da gar nichts.«

»In dem Fall kann ich immer noch argumentieren, dass ich ja so was wie dein Bewährungshelfer bin. Du unterliegst also meinen Anweisungen. Ginge es dir mit diesem Ansatz besser?«

Es war unmöglich, ernsthaft darüber nachzudenken, ohne gedanklich in *andere* Gefilde abzudriften. Wieso fiel es meinem Gehirn eigentlich so schwer, sich an unsere Abmachung zu halten, dass es keine körperlichen Interaktionen zwischen uns mehr geben würde? Ich seufzte ob dieser Erkenntnis und verabschiedete die kurz aufgeflammte Hoffnung auf mehr Arbeitszeit für *UrbanGLAM*.

»Okay, aber ich habe keinen Schlüssel«, sagte ich.

Ich hörte ihn erleichtert ausatmen. »Kein Problem, ich bin schon dabei, einen Kurier zu bestellen, der einen Schlüssel zu dir bringt. Dafür brauche ich nur noch deine Adresse.«

»Ich kann ihn auch einfach abholen«, schlug ich vor.

»Nee, ich will nicht, dass du noch zusätzlichen Aufwand hast. Du hast sicher gerade genug zu tun mit der Kampagne und der anstehenden Präsentation. Ich kenn das ja mit der Selbstständigkeit. Und, glaub mir, wenn ich eine andere Lösung wüsste, würde ich auch jemand anderen fragen, damit du arbeiten kannst. Leider gibt es keine Alternative. Deshalb lass mich dir wenigstens den Schlüssel schicken, damit ich mich nicht ganz so blöd fühle. Du musst dich auch nicht darum kümmern, dass er zu mir zurückkommt. Ich habe zwei, du kannst ihn einfach das nächste Mal mitbringen.«

Ich seufzte leise. Wieso war Noël so nett? In mir machte sich ein Gefühl breit, es war das langsam aufkeimende schlechte Gewissen ihm gegenüber, weil ich ihn Freitagabend so angeschnauzt hatte. Obwohl ich gleichzeitig davon überzeugt war, dass ich recht hatte.

»Okay«, willigte ich ein, »Kienitzer Straße 119.«

Ich hörte ihn tippen, anscheinend bestellte er direkt einen Fahrradkurier.

»Mensch, wir sind ja quasi Nachbarn«, sagte er dann. »Wie praktisch.«

Die Art, wie er den letzten Satz gesagt hatte, verriet mir, dass auch sein Gehirn noch nicht ganz konform war mit diesem Deal, den wir eingegangen waren.

»Sorry, das war unangebracht«, entschuldigte er sich in diesem Moment. »Danke, dass du das machst, Luca. Das bedeutet mir wirklich viel, und ich schulde dir auf jeden Fall was!«

»Ach was«, tat ich seine Worte ab, »ich wäre heute ja so oder so da gewesen. Für mich ist das also kein wirklicher Mehraufwand.«

»Ha, denkst du!«, lachte er ins Telefon. Doch bevor ich ihn fragen konnte, was genau er damit meinte, hatte er sich schon verabschiedet und aufgelegt. Ich würde es früh genug herausfinden.

23

▷ Unstoppable – Sia

—

Keine Ahnung, Schnitzeljagd, Spieleparcours, Leserunde?

Gut, das war nicht ganz die Antwort, die ich von einer studierten pädagogischen Fachkraft wie Charles erwartet hatte. Auf dem Weg zum Jugendklub war mir aufgefallen, dass ich absolut keine Ahnung hatte, wie man Kinder bespaßte. Noël hatte immer irgendein Programm geplant, ich dagegen hatte nur Panik im Gepäck. Aber gut, ich wäre wohl keine Kreative, wenn mir nicht auch zu diesem Problem eine Lösung einfallen würde.

Um halb drei trudelten die letzten Kinder ein, und ich stellte erleichtert fest, dass die Gruppe heute nicht sehr groß war. Ich würde ja wohl in der Lage sein, zehn Kinder und Teenager für ein paar Stunden zu beschäftigen.

»Wo ist denn Noël?«, fragte ein chinesischstämmiger Junge, der nur unregelmäßig in den Jugendklub kam und dessen Namen ich nie richtig verstand, weil er meist leise sprach und ein wenig nuschelte. Und weil ich mir bisher nicht die Mühe gemacht hatte, einmal ordentlich nachzufragen.

»Der kommt bestimmt gleich noch, Gui. Entspann dich mal«, sagte Selma, freundlich wie immer. »Tut er doch, oder?«

Sie drehte sich zu mir und mit ihr neun weitere Köpfe. Ich stand an dem mir liebsten Platz, hinter der Theke, und fühlte mich, als würde ich eine Rede fürs Volk halten.

»Leider nein, Noël ist krank«, sagte ich, und ein Raunen lief durch die Kinder.

»Und was machen wir dann?«, fragte Dalia, die heute, falls das irgendwie möglich war, noch kindlicher aussah als sonst. Leider nahm das auch Selma als Anlass für ihre Hänseleien.

»Vielleicht machst du erst mal einen Mittagsschlaf, du Baby«, geierte sie, und ihre beiden Freundinnen gackerten laut los. Der Spruch war nicht besonders lustig, auch für die beiden nicht. Aber es ging darum, in Selmas Gunst zu bleiben. Sonst würden sie ganz schnell auf derselben Seite wie Dalia stehen.

»Hab ich doch schon«, antwortete Dalia in all ihrer Naivität, und ich wollte sie in den Arm nehmen dafür.

Selma und ihr garstiges Gespann lachten noch lauter. Meine Handflächen wurden feucht. Mir fehlte hier eindeutig die pädagogische Expertise. Ich wusste nicht, ob ich intervenieren sollte oder sie selbst ihre sozialen Fähigkeiten ausbilden lassen und im Zweifelsfall warten, bis sich eines der Mädchen Hilfe suchend an mich wendete. Ich entschied mich abzuwarten.

»Auf was habt ihr denn Lust?«, fragte ich in die Runde.

»Kino!«, rief ein Junge.

»Shoppen gehen.« Das war Selma, natürlich.

»Au ja«, pflichtete Dalia bei, die dafür einen abschätzigen Blick kassierte.

»Okay, Leute, wir wissen alle, dass Kino und Shoppen keine Optionen sind, so leid es mir tut. Wie wäre es mit«, ich tippte mit meinem Zeigefinger gegen meine Lippen und tat, als würde ich nachdenken, »einer Leserunde?«

Ich blickte in zehn lange Gesichter. Alles klar, das war es schon mal nicht.

»Schnitzeljagd?«, fragte ich weiter, und Jubel brach aus.

»Hast du das denn vorbereitet?«, fragte mich Gui. Mist.

»Nee«, gab ich kleinlaut zu, und Enttäuschung machte sich breit. Ich ließ meinen Blick durch den Raum schweifen in der Hoffnung, hier irgendwo eine Idee zu entdecken.

»Wir könnten mal die Pflanzen draußen gießen«, schlug Selma vor. Nicht, dass das den ganzen Nachmittag füllen würde, aber es war die erste gute Idee in dieser Runde.

Ich klatschte in die Hände. »Superidee, Selma. Holst du die Gießkanne?«

»Marie, mach du«, sagte sie zu einer der beiden Freundinnen, und Marie, deren Namen ich bisher auch nicht gelernt hatte, weil ich sie gedanklich Lakai 1 nannte, machte auf dem Absatz kehrt. Mit einer Ladung würden wir nicht weit kommen, also durfte (musste) jedes Kind einmal so viel gießen, wie die Kanne hergab. Für das Tragen war natürlich ich verantwortlich, selbst ich bekam die volle Kanne kaum auf den Hof geschleppt. Wir bestaunten ausgiebig, wie gut alles wuchs, zupften etwas von dem Rucola und probierten ihn. Den meisten Kindern war er zu scharf, doch Gui mochte ihn gerne. Wir entfernten alte Blätter und freuten uns über jede einzelne Blüte, die wir entdeckten.

»So ein Garten macht ganz schön Arbeit«, sagte ich, nachdem wir alles gegossen hatten – sogar den traurigen Baum in der Mitte des Hofes.

Wir saßen auf der Bank vorm Haus und auf dem Boden davor, unter dem Sonnensegel und genossen das Gefühl, etwas geschafft zu haben. Meine Arme schmerzten.

»Okay, Leute, ich denke, nach all der harten Arbeit haben wir uns ein Eis verdient. Oder?«

Jubel brach aus, und ich bekam langsam eine Idee davon, was Noël an diesem Job so mochte. Man bekam, wenn man es richtig anstelle oder die richtigen Dinge sagte – und Eis gehörte da eindeutig dazu –, viel zurück.

»Selma, Dalia, ihr helft mir beim Aussuchen«, sagte ich bestimmt und stand von der Bank auf.

»Mit Essen kennt sich Dalia halt aus«, stichelte Selma.

Dalia sagte nichts, folgte mir stattdessen schweigend ins Innere.

»Setzt euch«, ich zeigte zu den Hockern an der Theke und stellte mich selbst auf die andere Seite. Mit fragenden Gesichtern zogen sich die beiden auf die Hocker. Ich schob die Eistruhe auf. Neben der standardmäßigen Packung mit Wassereis lag eine weitere Pappschachtel. Jemand – Noël – hatte eine Packung Eis am Stiel gekauft. Das war doch die perfekte Belohnung jetzt, freute ich mich. Ich würde sie ihm auf jeden Fall ersetzen und machte mir eine Notiz in meiner gedanklichen To-do-Liste.

»Schaut mal, was ich hier gefunden habe«, strahlte ich

die Mädchen an und präsentierte ihnen die Verpackung. Darin befand sich Vanilleeis mit verschiedenen Früchten und Schokoladenüberguss. »Sieht das nicht mega lecker aus?«

»Oh ja«, quietschte Dalia und klatschte vergnügt in die Hände.

»Boah, Dalia, du bist so ein Baby«, giftete Selma. »Und Eis solltest du bei deiner Figur eh keins essen.«

»So, jetzt reicht es.« Ich knallte die Packung auf die Fläche vor mir und funkelte Selma an. Die zuckte überrascht zurück. Ich atmete zweimal tief durch. Ich hatte keine Ahnung von Kindern, aber ich hatte Erinnerungen an meine eigene Jugend, und eine Erkenntnis war geblieben: Mit der Dampfwalze kam man nirgendwo hin.

»Selma«, setzte ich an, und Selma verdrehte schon bei der Erwähnung ihres Namens die Augen. »Dir ist klar, dass mir das auffällt, wie du über und mit Dalia sprichst, oder?«

Selma zuckte mit den Schultern, als sei es ihr egal.

Ich sprach weiter. »Mich interessiert einfach nur, wieso? Hattet ihr mal Streit miteinander?« Fragend schaute ich beide an, Dalia schüttelte den Kopf. Ich blickte wieder zu Selma. »Hat dir Dalia irgendetwas anderes getan? War sie mal fies zu dir? Hat sie versehentlich irgendwas kaputt gemacht?«

Dalia schüttelte immer noch vehement den Kopf.

»Wisst ihr, ich will gar nicht darauf hinaus, dass ihr euch unbedingt verstehen und Freundinnen werden müsst. Manchmal mag man jemanden einfach nicht, und da braucht es keinen triftigen Grund für, ist dann einfach so.

Und das ist auch völlig in Ordnung.« Den letzten Satz sagte ich explizit zu Dalia, die einen traurigen Blick bekam. Natürlich, denn sie wollte ja eigentlich gern mit Selma befreundet sein. Ihr eine Illusion einreden wollte ich aber auch nicht.

»Mir geht es um etwas anderes, und zwar darum, dass deine Kommentare nicht cool sind, Selma. Wie gesagt, es ist völlig in Ordnung, wenn du jemanden nicht magst. Die Gründe, warum das so sein könnte, gehen mich auch gar nichts an. Aber ihr seid beide Mädchen, und ihr werdet beide zu Frauen, und damit habt ihr eine Sache gemein: Euch wird noch oft genug vorgeworfen, dass ihr nicht schlank genug seid. Oder zu schlank. Oder nicht schön genug. Oder nicht klug genug. Oder zu klug. Oder zu schön, sodass ihr nicht klug sein könnt. Das werden Leute zu euch sagen, das werdet ihr in Filmen sehen und in Magazinen lesen. Ihr werdet sehr viel darüber hören, wie ihr zu sein habt, aber niemals, dass es einfach okay ist, wie ihr seid. Und das ist scheiße. Das ist so krass scheiße, das könnt ihr euch gar nicht vorstellen. Ihr werdet wirklich viel Zeit und Energie dafür aufbringen, diese Scheiße abzuschmettern. Und genau deshalb will ich nicht, Selma, dass du solche Dinge zu Dalia sagst. Weil ihr auf euch selbst aufpassen müsst. Und weil ihr bei dieser einen Sache auf derselben Seite stehen müsst.«

»Wenn sie es aber mit sich machen lässt? Sie wehrt sich ja nie.«

Das hatte ich nicht erwartet. Wie niederträchtig Kinder sein konnten, puh.

»Das ist keine Erlaubnis, immer weiterzumachen. Im Gegenteil, eigentlich ist es erbärmlich, auf jemandem rumzuhacken, der sich nicht wehrt. Damit machst du es dir leicht.«

Ich konnte sehen, dass sich ihre grauen Zellen in Bewegung setzten. Selma hielt viel von sich, und sich als faul bezeichnen zu lassen, passte ihr gar nicht in den Kram.

»Ja, aber sie ist halt fett«, versuchte Selma eine andere Strategie.

»Ab wann genau ist man denn fett?«, fragte ich, doch Selma zuckte erwartungsgemäß mit den Schultern.

»Und ab wann ist man zu dünn?«

Selbe Reaktion.

»Ab wann ist man zu behaart für ein Mädchen?«, fragte ich weiter. Selma versuchte, ihre Unterarme mit den Ärmeln zu verdecken. Darauf hatte ich gehofft.

»Du hast auch etwas an dir, das du nicht magst. Und das ist genauso scheiße. Denn es ist nichts Schlimmes daran, Haare auf den Unterarmen zu haben. Stell dir vor: Alle Menschen haben Haare auf den Unterarmen!«

Ich zog die Ärmel meiner Bluse hoch, um ihr meine behaarten Unterarme zu zeigen. »Und jetzt passt auf«, sagte ich, reckte ihnen mein Kinn entgegen und zeigte mit dem Zeigefinger auf eine bestimmte Stelle. »Seht ihr das?«

Sie nickten.

»Manche Menschen haben sogar Haare am Kinn – und das müssen nicht immer Männer sein. Ich hab's auch. Und findet ihr mich jetzt hässlicher als davor?«

Beide schüttelten den Kopf.

»Findet ihr mich weniger nett dadurch?«

Wieder schüttelten sie den Kopf.

»Eben, weil es gar nichts darüber aussagt, wer ich bin. Als ich ein Kind war, und da war ich noch jünger als ihr, hat meine Mutter immer zu mir gesagt, dass ich abnehmen soll. Immer und immer wieder. Und wisst ihr, was dadurch passiert ist? Nichts Gutes. Ich habe mich selbst jahrelang nicht lieb gehabt, ich hatte ganz große Probleme mit meinem Körper, und ich habe mich immer gefühlt, als wäre ich so, wie ich bin, nicht gut genug. Jede von uns hat etwas, das sie nicht mag. Ich mochte meinen Bauch nicht, Selma, du magst deine Körperbehaarung nicht. Ich dagegen finde deine Haare auf den Armen ganz schön. Besonders wenn wir draußen sind und die Sonne darauf scheint, dann schimmern sie wie Gold. Und Dalia«, ich schaute das Mädchen fragend an.

»Ohren«, antwortete sie, ohne zu zögern, und es brach mir ein bisschen das Herz. Das Mädchen war viel zu jung, um sich Gedanken über ihre Ohren zu machen.

»Dalia mag ihre Ohren nicht. Und das ist doch schon beschissen genug, oder?«

Beide nickten langsam.

»Mir ist es egal, ob ihr hier rauslauft und beste Freundinnen werdet oder auch weiterhin nichts miteinander anfangen könnt. Für den pädagogischen Kram ist Noël zuständig. Aber können wir hier und jetzt einen Pakt schließen und nicht mehr schlecht übereinander reden – auch nicht hinter dem Rücken der anderen?«

Ich hielt meine Hand in unsere Mitte und schaute die beiden auffordernd an. Dalia nickte als Erste und legte ihre Hand auf meine. Selma zierte sich kurz – die längsten zehn

Sekunden meines Lebens, stimmte schließlich aber auch ein. Wir besiegelten unseren Pakt.

»Luca«, brach Selma nach einem Moment das Schweigen. »Ich werde Noël sagen, wie oft du Scheiße gesagt hast.«

Ich lachte schallend auf. »Mach das ruhig«, sagte ich und wischte mir eine Träne aus dem Augenwinkel. »Aber vielleicht wartest du damit, bis ich dieses Eis hier wieder ersetzt habe durch eine neue Packung, damit er mich nicht für einen gänzlich schlechten Menschen hält?«

Selma lächelte, und zum ersten Mal konnte ich die Freundlichkeit in ihr sehen. Gefiel mir gut.

Ich schnappte mir die Eispackung und folgte den beiden nach draußen. Ich hatte zwar keine Ahnung, was ich hier genau gemacht hatte, aber es hatte sich gut angefühlt. Ebenso wie die Erkenntnis, dass ich selbst in diesem Gespräch gerade auch etwas sehr Wichtiges über mich verstanden hatte.

24

▷ Gelernt – Käptn Peng & Die Tentakel von Delphi

—

Keine Sorge, ich werde das gute Eis aus der Truhe ersetzen. Habe es als Belohnung spendiert, da die Kids so fleißig gearbeitet haben am Montag. Ich hoffe, es geht dir wieder besser!

Da ich heute nichts von Noël gehört hatte, ging ich einfach davon aus. Dienstags hatte der Jugendklub geschlossen, heute war Mittwoch, und Noël hätte sich bereits gemeldet, wenn es ihm immer noch schlecht gehen würde. Ich bekam umgehend eine Antwort:

Das ist mir noch gar nicht aufgefallen! Danke noch mal fürs Abfangen. Ich werd mich erkenntlich zeigen, und nein, da kannst du nichts gegen tun!

»Wieso grinst du denn so?«

Ich ließ vor Schreck fast mein Handy fallen.

Meine Mutter schaute mich neugierig an. »Na, der muss ja toll sein«, sagte sie trocken und verließ dann die Umkleide.

Schnaubend schaute ich ihr nach. Dafür, dass meine Mutter vermutlich das letzte Mal irgendwann in den Achtzigerjahren beim Sport gewesen war, hatte sie ein mehr als fesches Outfit an: Sie trug kakifarbene Leggings und dazu ein knallorangges Shirt. Die Farbe tat ihrem Teint überhaupt keinen Gefallen, aber das war egal. So aufgekratzt wie heute hatte ich sie lange nicht mehr gesehen. Vermutlich, seit sie in Rente war, wenn ich so darüber nachdachte. Ich folgte ihr durch den Gang des kleinen Studios in den Gymnastikraum. Heller Boden, eine Spiegelfront vorne und seitliche Fenster, die für ausreichend Licht im Raum sorgten. Wir lösten heute ihr Geburtstagsgeschenk ein. Ich hatte nicht nur einen Zumba-Kurs ganz in ihrer Nähe gefunden, dieser war auch noch einer speziell für ältere Leute, und ich hatte uns direkt per Mail angemeldet. Und ja, in der Mitte des Raumes standen lauter Frauen und Männer in knallbunten Sportklamotten und mit Haaren in unterschiedlichen Grauschattierungen. Meine Mutter passte optisch so perfekt in diese Runde, dass ich mich fragte, ob sie sich im Vorfeld über den Dresscode informiert hatte.

Eine Frau löste sich aus der Gruppe und kam zu uns.

»Servus, ihr müsst die Luca und die Barbara sein! I bin die Moni.«

Die Moni war vermutlich die zweitjüngste Frau im Raum, gleich nach mir. Ich schätzte sie auf Mitte fünfzig. Vielleicht war sie auch älter und wirkte nur deutlich jünger, da sie noch keinen grauen Schopf hatte, sondern lediglich einzelne helle Strähnen aus ihren dunklen Haaren hervorstachen. Die Moni kam eindeutig aus Süddeutschland, das verriet nicht nur der Artikel, den sie vor alle Namen stellte, sondern auch der Singsang, in dem sie sprach. Für mich war das kein Problem, ich hatte wirklich viel Zeit in Prenzlauer Berg bei Charles verbracht. Meine Mutter dagegen wirkte verwirrt.

»Dimoni? Das ist aber ein außergewöhnlicher Name. Woher kommt der?« Sie lächelte höflich.

Jetzt war es Die Moni, die fragend von meiner Mutter zu mir und wieder zurückblickte. Dann brach sie in schallendes Gelächter aus.

»Der war subbr, klasse Witz!«, sagte sie japsend und streckte meiner Mutter ihren hochgereckten Daumen entgegen. Ich verbarg mein Grinsen. Das konnte nur gut werden.

Die Moni beruhigte sich wieder, ließ uns wissen, dass wir uns jederzeit melden sollten, falls wir Fragen hätten, und lief vor zur Spiegelwand, um sich vor ihrem Kurs zu positionieren.

»So, Herrschaften«, sagte sie laut, und augenblicklich verstummten alle Gespräche. Die Moni sagte einige einleitende Worte, und meine Mutter und ich suchten uns einen Platz in der hintersten Reihe. Eine Frau mit kurzen grauen Haaren, einem türkisfarbenen Shirt und limettengrünen Radlerhosen stand neben uns. Sie lehnte sich konspirativ zu meiner Mutter.

»Keine Sorge, ich hab sie am Anfang auch nicht verstanden. Aber man gewöhnt sich dran. Außerdem ist ihr Name Moni.« Als meine Mutter Luft holte, um etwas zu erwidern, fuhr die Frau fort: »Ja, das habe ich am Anfang auch missverstanden.«

Meine Mutter riss die Augen auf und schlug sich die Hand vor den Mund. Dann schaute sie zu mir und funkelte mich böse an. »Hättest auch was sagen können.« Sie drehte sich wieder zu der Frau neben sich. »Meine Tochter«, sagte sie so, als wäre ich nicht im Raum.

Nun nickte die Frau. »Kenn ich«, sagte sie, und beide seufzten.

»Ich bin Tilde.«

»Und ich Barbara. Oder die Barbara.«

Die beiden versuchten, ihr Kichern zu unterdrücken, und ich war mir sicher, dass hier gerade eine neue Freundschaft entstanden war.

Die Moni beherrschte zwar kein Hochdeutsch, ihren Bewegungsapparat dagegen ziemlich gut. Sie stellte die Musik an und begann, wie sie uns erklärte, mit einer einfachen Schrittfolge. Mit einem Mal donnerte Shakira durch den Raum, und meine Mutter, die bei Popmusik sonst immer das Radio ausstellte, wippte mit dem Kopf mit.

Nach der zweiten Drehung hatte ich den Faden verloren. Ich stolperte konsequent einen Takt hinterher, und als ich meiner Mutter einmal versehentlich auf den Fuß trat, weil ich nach rechts tanzte, während sich alle anderen nach links bewegten, fauchte sie mich an, schaute zu Tilde und verdrehte die Augen. Ich würde diese neue Bindung vermutlich früher bereuen, als mir lieb war. Um mich aus der Schusslinie zu bringen und nicht doch noch Gefahr zu laufen, jemandem versehentlich Knochen zu brechen, ließ ich mich etwas nach hinten fallen und eröffnete damit eine neue letzte Reihe. Von hier aus konnte ich Tilde und meine Mutter sich selbst überlassen und mich voll auf die Lehrerin und ihre Anweisungen konzentrieren. Zumba war definitiv nicht meine *cup of tea*, das wusste ich jetzt schon. Aber ich gab nicht auf, und als nach einer Dreiviertelstunde die Musik wieder ausging, stand mir der Schweiß auf der Stirn. Ich schloss wieder zu meiner Mutter und ihrer neuen Freundin an. Die beiden hatten mit dem Schlussakkord der Musik ihre Unterhaltung von zuvor weitergeführt. Ein nahtloser Übergang.

»Na?«, fragte ich, um auf mich aufmerksam zu machen.

»Ach, Luca, da bist du ja.« Meine Mutter drehte sich um. Sie hatte gerötete Wangen und war ziemlich außer Atem, aber sie strahlte über das ganze Gesicht.

»Hat es dir gefallen?«, fragte ich.

»Und wie!« Sie rief es so laut, dass auch die anderen Kursteilnehmerinnen sie hörten.

»Das freut mich!« Und das tat es wirklich.

»Also, wir kommen jetzt jede Woche«, sagte Barbara nun zu Tilde.

»Du machst das jede Woche«, korrigierte ich sie.

»Ach, komm doch mit«, versuchte es meine Mutter, doch ich schüttelte den Kopf.

»Was soll ich denn beim Senioren-Zumba?«

»Na, irgendwo muss man ja anfangen.« Das war ihr Versuch, das Thema »Sport« wieder mal subtil anzuschneiden. Bevor sie Tilde ihr ganzes Leid über ihre mehrgewichtige Tochter klagen konnte, intervenierte ich. Denn das würde dauern.

»Jetzt gehen wir uns erst mal wieder umziehen, und ich bring dich nach Hause«, sagte ich und bewegte mich Richtung Umkleide.

Wie es einfach sein musste, leuchtete uns auf dem Spaziergang nach Hause das große goldene M an. Mein Magen knurrte augenblicklich.

»Mutti, wollen wir uns richtig was gönnen?«, fragte ich sie und zeigte auf das Logo der Fast-Food-Kette. Jetzt 'ne Pommes!

»Spinnst du, damit machst du doch all die harte Arbeit wieder zunichte!« Meine Mutter reagierte mit solcher Vehemenz, als hätte ich ihr vorgeschlagen, den Rest des Weges nackt zu gehen.

»Was soll das denn heißen?«

»Na, dass du gerade ganz fleißig Kalorien verbrannt hast und die jetzt mit Schrott direkt wieder reinholen willst.«

»Zugegeben, Fast Food ist Schrott. Aber ich werd mir doch jetzt nicht das Essen verbieten?«

»Aber gerade in der ersten Stunde nach dem Sport sollte man nichts essen, das feuert die Fettverbrennung so richtig an!«

Wie zum Protest knurrte mein Magen ein weiteres Mal. »Mutti, ich habe Hunger. Und meine Fettverbrennung ist mir herzlich egal, wann kapierst du das endlich?«

Die gute Laune, mit der wir das Studio verlassen hatten, verflog viel zu schnell. Es hatte lediglich ein paar Minuten gedauert, und wir steckten in alten Diskussionsmustern, die vieles waren, aber sicher nicht fruchtbar. Oder gesund.

»Ich mein ja bloß.«

Ich unterdrückte einen Fluch. Wenn meine Mutter ihre Standardfloskel auspackte, mit der sie alles rechtfertigte, machte mich das zornig. Ich hatte mir schon unzählige Male den Kopf darüber zerbrochen, was dieser Satz eigentlich ausdrücken sollte und wollte, und war immer gescheitert. Vielleicht war es genau dieser unermessliche Grad an Vagheit, der einem in einer Diskussion direkt den Wind aus den Segeln nahm. Schließlich konnte man dem Gegenüber schlecht die Meinung verbieten. So fühlte auch ich mich jetzt. Ich hatte kein Argument dagegen, ich hatte nur noch die Wahrheit.

»Nur weil du unzufrieden mit deinem Körper bist, muss ich es nicht automatisch auch sein.«

Sie war stehen geblieben. »Wie meinst du das denn jetzt?«

Ich seufzte. Ich wusste, dass dieses Gespräch sich seit Langem angekündigt hatte und mehr als ein Fass öffnen würde. Es wäre mir lieber gewesen, ich hätte mich besser darauf vorbereiten können, aber nun war es eben so.

»Du kannst nie etwas essen, ohne es danach schlechtzureden. Immer fühlst du dich danach eklig oder bereust, dass du etwas gegessen hast. Ich habe dich noch nie entspannt und genussvoll beim Thema Essen erlebt. Lieber knabberst du eine Woche an einem Salatblatt, als dir den Teller Nudeln zu gönnen, auf den du eigentlich Lust hast. Und wenn dann deine Disziplin bricht, hast du ein immens schlechtes Gewissen. Dabei ist Essen so etwas Schönes. Es macht Spaß, es zuzubereiten, es macht Spaß, für andere zu kochen, es macht Spaß, neue Dinge auszuprobieren oder mit anderen gemeinsam zu essen. Ich *mag* Essen, Mutti, und ich will mir das nicht von dir nehmen lassen.«

»Aber ich will dir das doch gar nicht verbieten, Luca. Ich

meine doch nur, dass es gesünder wäre, wenn du einfach ein bisschen Sport machen würdest.«

»Du meinst nicht gesund, sondern schlank.«

Barbara setzte zu einer Antwort an, blieb jedoch stumm.

»Das ist aber nicht dasselbe«, fuhr ich fort. »Mehrgewicht bedeutet nicht automatisch, dass man nicht gesund ist. Oder ungesünder als schlanke Menschen.

»Aber die Gelenke«, versuchte sie einen Ansatz, den ich aber im Keim erstickte.

»Ah, also Krankheiten wie Arthritis, Gicht oder auch Herzprobleme gibt es bei schlanken Menschen nicht? Das sind ja spannende Neuigkeiten!«

Für einen Moment konnte ich meinen Zynismus nicht mehr im Zaum halten, zu lange hatte ich meine Emotionen in diesen Situationen eingesperrt. Und jetzt hatten sie sich in die destruktivste aller Varianten verwandelt.

»Ach, Luca, so meinte ich das doch nie!«

»Wie denn dann?«

»Na, einfach nur, dass Sport halt gut ist.« Sie druckste herum, und wir wussten beide, dass das nicht der Wahrheit entsprach.

»Ich mache Sport, Mutti.«

Überrascht blickte sie mich an.

»Ich gehe seit ein paar Wochen laufen. Einfach immer dann, wenn mir danach ist, ganz ohne Druck. Ich mache Sport, weil er mir hilft, besser mit Stress umzugehen.«

Meine Mutter breitete die Arme aus, bereit, mich in ebendiese zu nehmen. »Und genau das habe ich immer für dich gewollt!«

Ich verweigerte mich der Umarmung. »Nein, das hast du nicht, Mama. Du wolltest immer, dass ich schlank werde. Ich will das nicht, denn ich bin gut, wie ich bin. Durch das Laufen habe ich ein besseres Körpergefühl und bin viel ausgeglichener.«

Sie musterte mich. »Jetzt hast du aber auch abgenommen.«

Wieder schüttelte ich den Kopf. »Nein, habe ich nicht. Ich sehe aus wie immer, und meine Klamotten passen noch genau so wie vor ein paar Wochen.«

»Siehst aber schlanker aus.«

Ich seufzte. Ich wusste, dass es allein ihr Problem war, wenn sie mit meinem Gewicht nicht klarkam und von falschen Überzeugungen nicht lassen konnte. Diese Idee, dass »schlank« in ihrem Kopf gleichbedeutend mit »gesund« und »gutes Leben« war, musste ganz tief in ihr verwurzelt sein. Ich wusste auch, dass nur sie etwas daran ändern konnte. Es schmerzte dennoch, dass sie meine Worte anscheinend gar nicht nachvollziehen konnte.

»Sollte es nicht eher darum gehen, wie ich mich seitdem fühle, statt darum, wie ich aussehe?«

»Ja natürlich! Aber ...«

Bevor sie ihr Aber weiter ausführen konnte, zog ich sie in Richtung Haus, vor dem wir stehen geblieben waren. Die Fenster im Erdgeschoss hatten tiefe Fensterbänke, sodass wir uns bequem setzen konnten. Ich wollte das nicht mitten auf dem Gehweg ausdiskutieren, denn das Gespräch ging mir an die Substanz.

»Es gibt kein Aber, Mama. Ich bin, wie ich bin, und ich

sehe aus, wie ich aussehe. Du kannst mich so lieben oder gar nicht, denn ich werde mich nicht verändern. Ich habe lange daran gearbeitet und dafür gekämpft, dass ich mich selbst lieben kann. Ich weiß selbst, dass ich keinem Ideal entspreche.« Sie hob an, etwas zu sagen, aber ich war noch nicht fertig: »Es gibt kein Ideal. Es gibt mehrgewichtige Menschen, die laufen Marathon. Und es gibt schlanke Menschen, die an Organverfettung sterben. Wie jemand aussieht, sagt nichts über den Gesundheitszustand einer Person aus. Und auch nichts über seine Persönlichkeit. Wenn du es nicht schaffst, mich so anzunehmen, dann möchte ich dich wenigstens bitten, einfach gar nichts mehr über meinen Körper, mein Gewicht und alles, was dazugehört, zu sagen. Ich will auch keine Saftkuren mehr oder Smoothies. Denn genau das hat auch dafür gesorgt, dass ich mich immer gefühlt habe, als wäre mit mir etwas nicht richtig. Weil ich, seit ich ein Kind war, von dir höre, dass ich abnehmen soll. Und davon abgesehen, dass es für mich verletzend ist, tut es mir auch für dich leid: Weil ich seit Jahren sehe, dass du selbst Probleme mit deinem Körper hast. Ich dachte immer, das macht mir nichts aus. Aber seit Kurzem weiß ich: Das tut es sehr wohl, und es ist viel schlimmer, als ich dachte. Denn ich habe früh verinnerlicht, dass ich nur liebenswert bin, wenn ich auf eine bestimmte Art und Weise aussehe. Nur wer schlank ist, wird auch von anderen geliebt. Und das ist so großer Quatsch. Ich hab erst jetzt begriffen, wie tief diese Überzeugung in mir sitzt und wie viel sie mir im Leben verbaut hat. Und dafür musste ich mich mit zwei Zwölfjährigen unterhalten. Ich will meine Energie nicht darauf verschwenden, in eine bestimmte Hosengröße zu passen, und dabei mein eigenes Leben verpassen. Und ich will mit dir essen gehen und schlemmen und genießen und mich mit dir daran freuen, wie großartig Lebensmittel schmecken können. Ich will laufen gehen und das Gefühl aufnehmen, wie stark mein Körper ist, wie viele Kilometer meine Beine mich tragen und wie sortiert und ruhig mein Kopf danach ist. Ich habe einen Körper, Mama, und der ist gut, wie er ist. Ich habe das endlich begriffen, und ich wünsche mir, dass du das auch tust.«

Ich konnte sehen, wie sich ihre Augen mit Tränen füllten, und auch ich spürte einen Kloß im Hals. Ich griff nach ihrer Hand und drückte sie fest.

»Ich weiß, dass du es nur gut meinst. Und ich weiß, dass du nur das Beste für mich willst. Aber dein Bestes ist nicht mein Bestes – und eigentlich ist es auch nicht wirklich dein Bestes.«

»Wenn du all diese Dinge so sagst, klinge ich wie eine schreckliche Mutter.«

»Das bist du nicht«, versprach ich und fühlte eine erste Träne auf meiner Wange. Irgendwann würde ich dieses Fass noch mal öffnen und ihr all die Zusammenhänge zwischen dem weiblichen Körper und dem Frausein allgemein, Fatshaming und Patriarchat erklären. Aber heute war nicht der Tag dafür. »Du bist eine Supermutter.«

Ich lächelte sie an, doch sie war in Gedanken ganz woanders. Ich konnte sehen, wie ihr Kinn zu zittern begann. Sie zog ihre Hände aus meinen und wischte sich verstohlen die Tränen aus den Augenwinkeln.

»Hey, was ist?«, fragte ich vorsichtig, und mit einem Mal begann meine Mutter, bitterlich zu weinen.

»Es tut mir leid, dass ich mich so auf dich und dein Leben gestürzt habe«, schluchzte sie. »Mir ist nur so schrecklich langweilig. Ich hasse es, in Rente zu sein. Ich weiß überhaupt nicht, was ich mit meiner freien Zeit anfangen soll.«

Okay, das kam unerwartet.

»Fehlt dir die Struktur?«, fragte ich vorsichtig.

»Mir fehlt es, etwas zu tun zu haben.«

Das konnte ich mir gut vorstellen. Man imaginierte die Rente immer so schön, der Moment, ab dem man Zeit für all die tollen Dinge haben würde, die man die sechzig Jahre davor nicht geschafft hatte. Doch dann kam der letzte Arbeitstag, und die Leere danach warf einen völlig aus der Bahn.

»Immerhin gehst du jetzt einmal die Woche zum Zumba«, sagte ich. »Das ist doch ein guter Anfang. Und du hast Tilde kennengelernt! Die war sehr nett.«

Meine Mutter schniefte und nickte. Mir fiel auf, dass ich keine Vorstellung davon hatte, wie es sich anfühlen musste, neue Freundschaften zu knüpfen in einem Alter, in dem man dachte, fertig eingerichtet zu sein. Im Prinzip musste meine Mutter gerade in vielen Bereichen ihres Lebens aus ihrer Komfortzone kommen, und das konnte ja nur anstrengend sein. Ich dachte an die Umbrüche und Veränderungen in meinem eigenen Leben, die neuen Erkenntnisse und die Schwierigkeiten, die alten loszuwerden. Und ich dachte an Noël.

»Vielleicht könntest du dir einen Minijob suchen oder ein Ehrenamt. Ich kenne da jemanden in einem Jugendhaus, dem bald eine billige Arbeitskraft flöten geht, weil sie ihre Sozialstunden abgeleistet hat. Oder du stellst selbst etwas auf die Beine und gründest einen Buchklub. Ich meine, ich kenne niemanden, der so viele Bücher gelesen hat wie du.«

Sie zuckte etwas ratlos mit den Achseln.

»Das müssen wir ja auch gar nicht jetzt entscheiden. Wenn du möchtest, denke ich ein bisschen darüber nach und recherchiere online, was man so machen kann in der Rente. Oder natürlich: Du schnappst dir dein Smartphone und recherchierst dann selbst. Bei deiner peniblen Art sollten wir die ersten drei Jahre locker rumbekommen.«

Meine Mutter haute mir spielerisch gegen den Arm. »Das ist nicht lustig, ich bin sehr gut mit dem Internet!«

Ich zwinkerte. »Super, dann brauchst du da meine Hilfe gar nicht.« Dann hakte ich mich bei ihr unter und zog sie hoch. »Und weißt du, was wir jetzt machen?«

Sie schüttelte den Kopf.

»Jetzt gehen wir Pommes essen. Und nein, kein Schrott. Hier um die Ecke gibt's einen Burgerladen, der nur Bioprodukte verwendet. Was sagst du?«

Meine Mutter schien einen Moment nachzudenken. »Im Prinzip ist das ja auch ein Kartoffelsmoothie, nur halt frittiert.«

Ich grinste so schief, wie ihr Witz saß, und Arm in Arm liefen wir Richtung Burgerladen. Als wüsste er, wohin es geht, knurrte mein Magen wieder.

25

▷ Strong Enough – Cher

—

Amelie hatte mir nicht, wie versprochen, den Kontakt zu ihrer Frauenärztin geschickt. Als würde sie mich seit Jahren kennen, hatte sie dort angerufen, um ihren bereits ausgemachten Termin an mich weiterzugeben. Denn eine Visitenkarte hätte ich im Mülleimer verschwinden lassen, eine Nachricht mit Kontaktdaten vermutlich einfach ignoriert. Ich war das Thema so satt, dass mich nur mein schlechtes Gewissen Amelie gegenüber hatte heute in die Praxis kommen lassen. Ich saß im Wartezimmer, den Patientinnenbogen auf meinen Knien, mit denen ich nervös wippte. Das Wartezimmer war nicht so kühl eingerichtet, wie ich es gewohnt war, und gleichzeitig strotzte es auch nicht vor Babyfotos und Störchen. Es war geschmackvoll. Pflanzen standen auf den Fensterbänken, die ausgelegten Broschüren schienen wirklich ausgewählt und nicht einfach wahllos hingeworfen. Ich sah nirgendwo Werbung, die für die Pille warb, was mir sehr gefiel. Üblicherweise waren die Werbeaushänge in gynäkologischen Praxen so einseitig, dass man sich als Frau, die keine Hormone zur Verhütung nehmen wollte und auch keinen konkreten Kinderwunsch hatte, wie auf dem Weg zur eigenen Steinigung vorkam. Außerdem, und das war vielleicht das Erstaunlichste von allem, waren alle Magazine maximal drei Monate alt. Das gab es wirklich in keiner anderen Praxis.

Und dennoch war ich nervös. Ich hatte mir extra viel Zeit gelassen beim Ausfüllen des Fragebogens, um so lang wie möglich beschäftigt zu sein. Die Frage nach meinem Gewicht hatte ich wie immer unbeantwortet gelassen. Meistens hatte es niemanden interessiert, wie viel ich genau wog, da es in ihren Augen einfach immer *zu viel* war. Ich griff nach einem Magazin, das sich um die Themen Design, New Work und Interior drehte, und begann, wahllos darin zu blättern. Nein, so wurde ich auch nicht ruhiger. Also zwang ich mich, die einzelnen Beiträge auch wirklich zu lesen. Die Tür zum Wartezimmer öffnete sich.

»Luca?«

Ich war schon fast auf den letzten Seiten angekommen und las ein Interview mit einer Berliner Firma, die Kondome und Periodenprodukte herstellte und in Deutschland einer der Vorreiter in Sachen New Work war, als ich meinen Namen hörte. Es dauerte einen Moment, bis ich verstand, dass wirklich ich gemeint war, denn ich war vermutlich seit meinem elften Lebensjahr in einer Arztpraxis nicht mehr geduzt worden.

Ich nickte, umklammerte meinen Fragebogen und folgte der Arzthelferin, die mich durch einen langen, hell erleuchteten Flur führte und schließlich die Tür zu einem Behandlungsraum öffnete.

»Setz dich doch, Julia ist gleich bei dir.«

»Alles klar, danke«, stammelte ich und setzte mich auf den Stuhl, der Patientinnen vorbehalten war.

Ich blickte mich um. Die Praxis befand sich in einer Berliner Altbauwohnung, vielleicht war das der Grund dafür, dass es sich nicht steril, sondern eher behaglich anfühlte. Durch die hohen Doppelflügelfenster drang viel Licht, und ich sah die Blätter des Lindenbaums vor dem Fenster im Wind tanzen. Ich atmete tief ein und wieder aus. Ich war vorbereitet.

Die Tür flog auf, und eine kleine Frau mit glatten braunen Haaren und großer Brille auf der Nase kam herein.

»Hi, ich bin Julia. Doktor Nowak, falls gewünscht, aber für gewöhnlich duzen wir uns hier.«

»Kein Problem, ich bin Luca.«

Sie setzte sich auf ihren Stuhl, bewegte die Computermaus, klickte Sachen an und tippte abwechselnd auf der Tastatur. Dieses Prozedere kannte ich gut.

»Kann ich schon was sagen?«, fragte ich.

»Mhm«, machte Doktor Nowak, Julia.

Ich streckte den Rücken durch und straffte die Schultern. Ich konnte das. Und wenn es so schlimm werden würde wie befürchtet, dann würde ich einfach aufstehen und gehen.

»Ich leide unter enormen Schmerzen und einer äußerst starken Blutung während meiner Periode. Ich war bei zahlreichen Ärztinnen, und keine hat mir zugehört, geschweige denn mich wirklich dahingehend untersucht. Sie haben mich nur gesehen und hatten ihre Diagnose: Ich bin zu dick, und das ist die Ursache für meine Symptome. Das ist es aber nicht. Ich ernähre mich normal, ich mache regelmäßig Sport, ich rauche selten und trinke Alkohol wie andere auch. Wenn auch Sie, also du, denkst, mein Gewicht sei der Grund für meine Beschwerden, dann danke ich für deine Zeit, aber dann können wir das hier direkt wieder abbrechen.«

Ich umklammerte die Armlehnen des Stuhls und spürte die Spannung in den Beinen. Mein Fluchtreflex war in Alarmbereitschaft, und ich wäre in unter einer Sekunde aus dieser Praxis geflüchtet, falls nötig. Julia drehte sich vom Bildschirm zu mir. Sie faltete die Hände auf dem Tisch und schaute mich an.

»Was du da erlebt hast, mehrfach sogar, ist absolut nicht die Norm und schon gar nicht in Ordnung oder rechtens. Wir sind eine Praxis, die für ihre Patientinnen und deren Gesundheit, Beschwerden und Wünsche da ist. Wir schauen uns immer den Menschen als Ganzes an, du wirst hier also niemals eine ähnlich überholte Diagnose wie diese erhalten. Und es tut mir persönlich leid, dass es da draußen Kolleginnen und Kollegen gibt, die den hippokratischen Eid auf sehr eigene Art und Weise auslegen.«

Ich starrte sie an. Ich hatte mit vielem gerechnet, aber sicher nicht damit, dass man mir glaubte. Mir einfach glaubte. Mit einem Mal verließ jegliche Spannung meinen Körper. Ich wusste kaum, was geschah, da schossen mir schon die Tränen aus den Augen. Ich schlug mir die Hände vors Gesicht und entschuldigte mich unter Schluchzen. Diese paar Worte der Ärztin hatten gereicht, um all meine Erfahrungen, all meinen Groll, meine Wut, aber auch meine

Angst und Scham aus mir brechen zu lassen. Sie reichte mir wortlos einige Taschentücher und ließ mich einfach ausweinen. Nachdem die letzte Träne versiegt war und ich nicht mehr von Schluchzern geschüttelt wurde, versuchte ich, mich einigermaßen wiederherzustellen. Ich putzte meine Nase und trocknete mir die Augen. Ich war aus genau zwei Gründen heute Morgen ungeschminkt aus dem Haus gegangen: Zum einen, weil ich befürchtet hatte, hier die eine oder andere Träne zu vergießen, und zum anderen, weil Amelie und ich im Anschluss die Kampagne vorstellen würden. Die Vorstellung, eine Imagekampagne für eine Make-up-Brand zu präsentieren und dabei komplett ungeschminkt zu sein, hatte mir sehr gefallen.

»Entschuldigung«, sagte ich dann und traute mich kaum, Julia anzuschauen.

»Gar kein Problem«, sagte sie freundlich. »Fühlst du dich bereit, mit der Untersuchung anzufangen?«

Ich nickte, und Julia ging mit mir einmal den Patientinnenbogen durch.

»Du hast dein Gewicht nicht eingetragen. Wir hätten eine Waage da, falls du einfach nicht weißt, wie viel du wiegst. Für den Moment brauchen wir diese Angabe aber auch nicht zwingend, wenn du es nicht ausfüllen möchtest. Das machen wir dann erst, wenn es medizinisch notwendig wird.«

Ich wollte dieser Frau nur noch um den Hals fallen. »Kann ich darüber nachdenken?«, fragte ich. Ich wusste schlichtweg nicht, welche Entscheidung ich treffen wollte, da noch nie so sorgsam mit mir und diesem Thema umgegangen worden war. Sie nickte und befragte mich zur Regelmäßigkeit meines Zyklus – 27 Tage laut App –, wie aktiv ich sexuell war – mal gar nicht, mal ja? –, und landete schließlich bei der Frage zu meinen Beschwerden.

Also erzählte ich, ließ nichts aus, fügte nichts hinzu, sondern berichtete detailliert und präzise von den Krämpfen, die mich nachts schreiend aufwachen ließen, dass ich manchmal befürchtete, unter Blasenschwäche zu leiden, weil ich so oft zur Toilette musste. Ich erzählte von den Fieberschüben und Erkältungserscheinungen während der Periode. Wie ich das Gefühl hatte, dass es jeden Monat schlimmer wurde. Zuletzt erzählte ich ihr, wie mein ganzer Zyklus mich nervlich schaffte, weil ich manchmal sogar Krämpfe während meines Eisprungs hatte und extreme Stimmungsschwankungen in den Tagen vor meiner Periode. Ich hatte gefühlt nie Ruhe davon, sodass ich manchmal regelrecht Panik bekam, wenn es wieder so weit war.

Julia hörte mir aufmerksam zu, tippte nebenher einige Notizen und Stichpunkte in den Computer.

»Klingt für mich, als könntest du unter Endometriose leiden«, sagte sie schließlich und bestätigte damit den heimlichen Verdacht, den ich seit einiger Zeit hegte. Denn natürlich hatte ich das getan, was man bei Krankheiten nie tun sollte, und meine Symptome gegoogelt. Recht schnell war ich bei dem Begriff »Endometriose« gelandet: eine Krankheit, bei der sich auch außerhalb der Gebärmutter Gewebe bildete, das dem der Gebärmutterschleimhaut ähnelte und das für Schmerzen, Blutungen und manchmal sogar für Unfruchtbarkeit sorgte.

»Die Schwierigkeit ist, dass man das Gewebe nicht einfach durch den Ultraschall sehen kann, man kann Endometriose also nicht so leicht diagnostizieren und ich hier in der Praxis schon mal gar nicht. Ich möchte dir auf jeden Fall gern eine Überweisung für eine Klinik geben, die ein eigenes Endometriosezentrum hat, damit du dich dort wirklich detailliert untersuchen lässt. Es kann sein, dass der Prozess bis zur endgültigen Diagnose etwas dauert und man manchmal auch verschiedene Therapien ausprobieren muss, bis eine wirklich greift. Das sage ich nicht, um dich zu entmutigen, sondern um dir eine reelle Einschätzung zu geben. Leider ist Endometriose so komplex und noch so wenig erforscht, dass wir etwas Geduld bei der Therapie mitbringen müssen.«

Ich nickte. Und wenn es zwei Jahre dauern würde, ich spürte einfach nur Dankbarkeit in diesem Moment.

»Jetzt will ich dich aber auch noch mal auf dem Stuhl haben. Komm doch bitte mit rüber, mach dich einmal untenrum frei. Du warst ja erst kürzlich bei einer allgemeinen Untersuchung, ich würde daher einfach direkt mit einem Ultraschall starten.«

Ich zog den Vorhang der Kabine zu, entkleidete mich und saß gleich darauf auf dem Untersuchungsstuhl.

»Ich möchte schauen, ob es auch andere Ursachen für deine starke Blutung geben kann«, erklärte mir Julia, während sie den Ultraschallstab vorbereitete. »Wie viel oder wenig man blutet, kann natürlich total variieren, aber was du schilderst, liegt wirklich weit über dem, ich sag mal, Normbereich.«

Sie führte mir den Stab ein, was unangenehm wie immer war.

»Ah, du hattest gerade deine Periode«, kommentierte Julia, während sie konzentriert auf den kleinen Bildschirm schaute.

Ich bestätigte das, obwohl es mir nach wie vor ein Rätsel blieb, wie man auf diesem Bildschirm auch nur irgendwas erkennen konnte.

»Moment mal«, murmelte sie dann, machte eine Art Screenshot von dem dargestellten Bereich und markierte eine Stelle. »Okay, das wird kurz unangenehm, weil deine Gebärmutter da hinten einen Knick macht, aber da muss ich mal hin.«

»Alles klar.« Ich biss mir leicht auf die Zunge. Julia hatte nicht gelogen, es war ein unangenehm drückendes Gefühl, aber immerhin nicht schmerzhaft.

»Ha, hab ich dich«, rief sie und ich zuckte überrascht zusammen.

»Verzeihung«, reagierte sie sofort. »Alles klar?«

»Ja. Was genau hast du denn entdeckt?«

Sie zeigte auf den Bildschirm. In dem Gewusel aus hellem und dunklem Grau war eine komplett dunkle Stelle, fast kreisrund. Sie setzte einige Markierungspunkte. »Ich bin mir ziemlich sicher, dass du hier ein Myom hast.«

»Ein was?«, fragte ich.

»Ein Myom ist ein Tumor«, begann sie, und ich riss die Augen auf. Beschwichtigend legte sie ihre Hand auf mein Knie. »Keine Sorge, es handelt sich dabei um einen gutartigen Tumor, der nicht gefährlich ist. Aus Myomen entsteht kein Krebs. Er kann aber für genau die Beschwerden sorgen, von denen zu erzählt hast.«

Ich atmete erleichtert aus. »Und was passiert jetzt damit?«

Die Ärztin entfernte den Ultraschallstab, reinigte alles und zog sich die Handschuhe aus. »Für gewöhnlich entfernt man ein Myom operativ. Je nachdem, wie und wo es in der Gebärmutter sitzt, ist das ein kleinerer oder größerer Eingriff. Auch das ist etwas, worauf die Kolleginnen im Endozentrum spezialisiert sind. Ich schreibe diese Diagnose noch auf deine Überweisung, und alles Weitere wirst du dann dort erfahren. Falls ihr euch für eine Operation entscheidet, will ich dich kurz darauf noch mal hier sehen. Mach also unbedingt einen Termin aus, sobald du deinen OP-Termin hast. Und dann müssen wir sehen, wie es weitergeht.«

Sie entließ mich vom Stuhl, und ich ging wieder in die Kabine. »Welche Möglichkeiten gibt es denn da?«, fragte ich durch den Vorhang.

»Das kommt darauf an. Wenn du nur das Myom hast, hat es sich mit der Operation erledigt. Sollte sich der Verdacht der Endometriose bestätigen, ist das leider nicht so einfach. Es kann sein, dass sie dir das Gewebe auch entfernen. Dann ist die Frage, ob du nur in der Gebärmutter welches hattest oder auch im restlichen Bauchraum, denn die Endometriose kann theoretisch im ganzen Körper wachsen. Manchmal hat man nach einer Operation Ruhe, manchmal kommt sie zurück. In dem Fall muss man leider sagen, dass eine hormonelle Therapie aktuell das Einzige ist, das es aus medizinischer Sicht gibt. Sollte sich das Gewebe nur in der Gebärmutter befinden, könnte man aber beispielsweise über eine Hormonspirale nachdenken, dann hätte man die Hormone nur lokal. Wie gesagt, wie wir im Anschluss weitertherapieren, hängt von verschiedenen Faktoren ab, deshalb sollten wir das besprechen, wenn wir alle Fakten haben.«

Ich nickte. Mir wurde jetzt erst wirklich bewusst, was da alles auf mich zukommen würde. Wenn am Ende dieses Weges aber ein beschwerdefreieres Leben stand, war es mir das absolut wert.

26

▷ Bitte Bitte – Paula Carolina

—

Als ich mich im Spiegel der Aufzugskabine sah, erschrak ich kurz. Die Idee, ohne Mascara heute Morgen das Haus zu verlassen, war gut gewesen – nur leider nicht zu Ende gedacht. Denn aus dem Spiegel starrten mir nun zwei völlig verquollene und immer noch gerötete Augen entgegen. Verschmierte Wimpertusche wäre bei dem Anblick mein kleinstes Problem gewesen. So wollte ich auf gar keinen Fall präsentieren. Ich erreichte das Stockwerk, in dem sich die Büros von *UrbanGLAM* befanden, hetzte durch den Flur zum Meetingraum. Zu meinem Glück war Amelie schon da und platzierte gerade Gerichte und Säfte von *Daluma*, die sie wie abgemacht für heute gekauft hatte, auf dem Tisch. Sie hatte mich noch nicht bemerkt.

»Amelie!« Ich klang abgehetzt. Amelie drehte sich um und gab sich keine Mühe, ihre Reaktion auf mein Äußeres zu verbergen.

»Oh ja«, sagte sie. »Komm mit.«

Irgendwas war anders an ihr heute, aber ich konnte den Finger nicht darauflegen. Weder hatte sie ihre Haare geschnitten, noch trug sie plötzlich völlig ausgefallene Kleidung. Ich würde sie später fragen. Eilig folgte ich ihr durch den Flur, bis sie eine Tür öffnete, hinter der sich eine Art Materiallager befand. Sie zog mich ins Innere, und während ich die Tür hinter mir schloss, sammelte sie verschiedene Produkte aus den einzelnen Behältern in den Regalen. Dann drehte sie sich zu mir um und warf einen Blick auf ihre Uhr.

»Okay, wir haben noch zehn Minuten, bis es losgeht. Erst nimmst du diese Augentropfen gegen trockene Augen, dann klebst du dir für ein paar Minuten die Pads unter die Augen. Zum Abschluss nutzt du ein wenig von der Augencreme, die nimmt die Rötungen raus. Damit solltest du wiederhergestellt sein.«

»Oh Mann, vielen, vielen Dank«, sagte ich und nahm ihr die Verpackungen ab.

»Wie war es denn?«, fragte sie, während ich versuchte, die Augentropfen auch in meine Augen tropfen zu lassen und nicht nur daneben.

»Ich schulde dir was! Und zwar etwas ganz Gigantisches, wirklich. Ich bin dir so dankbar, und ich schätze, wir haben jetzt dieselbe Frauenärztin.«

»Schön«, sagte Amelie lächelnd, »das freut mich total, dass du dich wohlgefühlt hast.«

»Nur musste ich vor lauter Erleichterung heulen wie ein Schlosshund, und nun sehe ich eben so aus.«

»Gleich nicht mehr, versprochen. Ich geh mal wieder und bereite den Konferenzraum weiter vor, und du kommst gleich dazu, ja?«

Ich nickte und versuchte, mir die goldfarbenen Gelpads

unter die Augen zu kleben. Amelie nickte mir nochmals zu und hatte die Hand schon an der Türklinke, als es mir endlich auffiel.

»Amelie«, sagte ich, und sie drehte sich wieder zu mir. »Du siehst fantastisch aus!«

Sie lächelte mich erleichtert an und legte sich die Hand aufs Herz. Während unsere Augen sich trafen, nahm ich ihr Gesicht in mich auf: Ihre Aknenarben zogen sich über beide Wangen, es waren Flächen geröteter Punkte. Amelie hatte mir erzählt, dass sie sich aufgrund ihrer Aknenarben nie ohne Make-up aus dem Haus traute. Dass sie es heute dennoch getan hatte, verdiente nicht nur meinen allerhöchsten Respekt – ich fühlte auch so etwas wie Stolz darauf, dass Amelie so mutig war.

Mit einem Rumpeln schmiss Magnus die Tür auf, dann klatschte er in die Hände, rief »Guten Morgen« in den Raum und ließ sich geräuschvoll auf einen Stuhl fallen. Dieser Mann war einfach laut. Vielleicht war er nervös, da er die nächste Stunde mit drei Frauen in einem Raum verbringen würde. Komplett abwegig war der Gedanke nicht.

Nele folgte Magnus in den großen Konferenzraum, an dem wir auch vor einigen Wochen unser Kick-off-Meeting gehabt hatten. Ihr Buzzcut war etwas nachgewachsen, noch ein paar Zentimeter mehr, dann würde sie aussehen wie die französische Schauspielerin Léa Seydoux mit kurzen Haaren. Mit dem Longsleeve mit U-Boot-Kragen und der hochgeschnittenen Culotte, beides in einem einheitlichen Aubergine-Ton, passte sie jetzt schon nach Paris.

Irgendwann würde ich wohl meinen Mut zusammennehmen müssen und Nele sagen, wie absolut fantastisch ich ihre Garderobe fand. Selbst Magnus überraschte mich heute positiv. Ich sah nichts, das *verzweifelter Junggebliebener* schrie, sondern eine dunkelgrüne Baumwollhose mit weißem Hemd und weißen Sneakern. Keine Neonfarben, Schals oder Caps verunstalteten dieses klassische Ensemble – und plötzlich sah Magnus ganz ansehnlich aus. Nun ja, wenn er sich nicht aufführen würde wie ein Platzhirsch.

»Banktermine«, flüsterte Nele mir zu, die sich neben mich gesetzt hatte. Ich bemühte mich um eine neutrale Miene. Offenbar hatte sie meine Blicke richtig gedeutet.

Amelie saß auf der anderen Seite des Tisches, gleich neben Magnus. Jeder hatte eine Tasse Kaffee vor sich, wir waren startklar.

»Danke, dass ihr uns diesen Aufschub gegeben habt«, begann ich, »wir … wissen, dass das keine Selbstverständlichkeit ist. Wir können euch aber garantieren, dass diese zusätzliche Zeit genau das war, was diese Kampagne gebraucht hat. Nicht, weil wir langsam gearbeitet haben. Wir hatten im Prinzip ein komplett fertiges Konzept in der Tasche. Aber wir mussten erst zum Kern der Kampagne durchdringen. Wir dachten, Antworten zu haben auf eine Frage, die wir noch gar nicht kannten. Eine Frage, auf die wir erst in der letzten Woche gestoßen sind.«

»Und wie lautet die Frage?« Magnus schien eher von der ungeduldigen Sorte zu sein. Ich hasste es, wenn man mir in meine Präsentation reinquatschte, zumindest, wenn ich gerade erst bei der Einleitung war. Denn auch hinter dieser stand eine Idee, eine Dramaturgie. Aber gut, er hatte uns Zeit geschenkt, also tat ich ihm den Gefallen und kam zum Punkt.

»Die Frage lautet: Was ist unser Warum?«

Niemand reagierte, deshalb sprach ich direkt weiter. »Warum machen wir das alles? Warum machen wir diese Kampagne? Warum schminken wir uns? Warum schminken sich eher Frauen als Männer? Wir hatten das Gefühl, ganz am Anfang schauen zu müssen, bevor wir uns überlegen konnten, wo wir gerade sind und wo wir in Zukunft hinwollen.«

Nun übernahm Amelie. »Wir haben natürlich den Rahmen nicht vergessen, der uns vorgegeben wurde, sind aber direkt bei den ersten beiden Kernthemen gescheitert: Natürlichkeit und Authentizität. Denn natürlich wollen wir Natürlichkeit vermitteln, sowohl der Looks als auch unserer Produkte und unseren Werten dahinter. Natürlich schön zu sein lässt sich ganz wunderbar und stimmungsvoll transportieren. Wir hatten das Moodboard für das Video, die Strategie für die Social Kanäle und die Models. Doch dann kamen wir darauf, dass Natürlichkeit etwas ist, das schon so oft erzählt wurde. Und das auf eine gewisse Art nur im normschönen Bereich stattfindet. Luca meinte ganz zu Recht, dass es leicht ist, sich natürlich schön zu fühlen, wenn man im natürlichen Zustand normschön ist. Das trifft aber nicht auf alle Menschen zu, und da reicht es auch nicht, einfach diverser in der Auswahl der Models zu werden. Wir sind also krachend an der ersten Ebene gescheitert und haben dann auch noch festgestellt, dass es sich damit gleichzeitig mit der Authentizität erledigt hatte. Man kann den Leuten nicht einfach erzählen ›Fühlt euch schön, egal, wie ihr ausseht‹, während wir in einer Gesellschaft leben, in der eben das ganz und gar nicht egal ist. Wir haben auch viel voneinander gelernt, beispielsweise, dass wohl niemand ohne Komplexe durch dieses Leben geht. Ich bin heute zum ersten Mal seit meiner Pubertät ohne Make-up vor die Tür gegangen.«

Ich merkte, dass Amelies Stimme beim letzten Satz ganz leicht gezittert hatte.

»Ach, deshalb siehst du heute so müde aus«, kam es von Magnus. Ich riss den Kopf herum und hätte ihm seinen am liebsten abgerissen.

»Und genau das ist das Problem. Danke, dass du es so anschaulich darstellst, Magnus«, antwortete Amelie, und ich hätte am liebsten gejubelt. Nele kicherte leise neben mir, und Magnus schien tatsächlich etwas rot zu werden.

»Wir brauchen uns gar nicht über Natürlichkeit oder Authentizität zu unterhalten, wenn wir über einen essenziellen Punkt noch nicht hinaus sind: Wertfreiheit. Ich brauche nicht die Bewertung eines Mannes, wenn ich ungeschminkt bin. Ich brauche keine Wertung einer anderen Frau, wenn ich stark geschminkt bin. Und ich brauche kein Urteil von mir selbst, wenn ich vor dem Spiegel stehe. Ich brauche das Wissen, nicht aufgrund meines Äußeren bewertet zu werden, von niemandem. Ich brauche die Sicherheit, dass ich es wert bin und dass ich liebenswert bin. Wir alle brauchen das. Und wenn wir das haben und das können, dann kann auch wirklich jeder Mensch raus in die Welt gehen, authentisch und natürlich.«

Nele begann tatsächlich zu klatschen, doch Magnus hob die Hand. Mir schwante Böses.

»Das klingt ja alles ganz nett«, setzte er an. »Aber wir wollten doch einfach etwas mit Feminismus haben?«

Am liebsten wäre ich über den Tisch gesprungen und hätte ihn erwürgt.

»Magnus«, sagte Nele ruhig, wobei sie sich vorlehnte. »Was könnte denn feministischer sein als eine Kampagne, die im Grunde auf einem gesamtgesellschaftlichen Befreiungsschlag basiert?«

»Aber das steht doch völlig konträr zu dem Ziel, mehr Produkte zu verkaufen«, argumentierte er.

»Überhaupt nicht«, schaltete ich mich ein. »Zum einen handelt es sich um eine Imagekampagne, nicht um eine klare Produktkampagne. Zum anderen wird die Bindung an eine Brand durch Werbung auf dem, nennen wir es, zweiten Werbeweg gewonnen. Leute kaufen heute nicht einfach ein Produkt. Leute kaufen Werte, Transparenz, eine Message und ein Image. Und all das in einem Blush. Das ist vergleichbar mit Content-Marketing. Du rührst nicht in jedem Post bei Instagram die Werbetrommel. Aber durch regelmäßigen und guten Content vergrößerst du deine Followerzahlen, erweiterst deine Zielgruppe und stärkst sie auch qualitativ. Imagekampagnen funktionieren genauso. Allein, dass *UrbanGLAM* sich die Zeit, das Geld und die Ressourcen nimmt, um den Leuten da draußen von sich zu erzählen, hat einen Mehrwert, der sich am Ende in Umsatz verwandelt. Klar lassen sich diese Zahlen nicht so leicht messen wie bei einer klassischen Produktkampagne. Aber sie verbraucht sich auch nicht so schnell. Diese Kampagne im Speziellen übrigens noch weniger, weil wir den Kern eines so großen und wichtigen Themas beleuchten.«

»Ich weiß nicht. Es ist doch eigentlich nur Make-up«, murmelte Magnus.

»Und genau das ist es heutzutage eben nicht mehr. Klar kann man klassische Kampagnen wie Maybelline oder L'Oréal fahren – da ist ein Lidschatten einfach ein Lidschatten. Aber wir sprechen mit einer anderen Zielgruppe, und für die ist Make-up eine Entscheidung, es kann eine Maske, aber auch eine Befreiung sein. Außerdem habt ihr, meiner Meinung nach, mit dieser Zielgruppe auch als Unternehmen eine Verantwortung. Ich habe kürzlich ein paar Mädchen kennengelernt, die kaum zwölf Jahre alt sind und sich nur über die Bewertung ihres Äußeren definieren. Du bist zu dick, du bist zu hässlich, du hast zu viele Haare auf dem Unterarm. Der Heilige Gral der Normschönheit wird so früh in ihre Köpfe gepflanzt, das kann man sich nicht vorstellen, aber als Unternehmen muss man auch das sehen. Ich will, dass diese Mädchen Schminke ausprobieren, weil es ihnen Spaß macht, und nicht, weil sie sich verstecken wollen«, antwortete ich.

»Vielleicht zeigen wir jetzt einfach erst mal, was wir ausgearbeitet haben«, sagte Amelie, ging nach vorne zum Screen und führte Magnus und Nele durch die Präsentation.

Wir zeigten eine Übersicht, was wir uns für das Imagevideo vorstellten, wobei wir keine Models abgebildet hatten, sondern die Kundschaft von *UrbanGLAM*. Die Frauen, Männer, Mädchen, Jungs und alle dazwischen, die sich diese

Produkte kauften und das in den Social Media teilten. Amelie zeigte ihnen unsere eigene Zielgruppenauswertung, da uns während der »Model«-Suche aufgefallen war, dass die Kaufenden viel bunter und vielfältiger waren, als die Zielgruppenanalyse darstellte, die *UrbanGLAM* über sich selbst einmal erstellt hatte. Wir hatten eine Social-Media-Strategie entworfen, in der ebenfalls die Userinnen aktiv miteingebunden wurden, und hatten selbst an solche Dinge gedacht wie Schmink-Tutorials von Userinnen, die keine Influencerinnen waren.

Ich konnte sehen, wie Magnus' Augenbrauen kritisch zusammenrutschten bei diesem Punkt, aber es war völlig in Ordnung und normal, dass vor allem die ungewöhnlichen Ideen auf Widerstand stießen. Zu guter Letzt zeigte Amelie das Storyboard zum Imagevideo. Wir hatten uns an die Werkzeuge eines klassischen Imagevideos gehalten, mit kraftvollen Bildern und sanfter Musik, einer klaren Pointe und einer starken Message am Ende. Unsere lautete: Wertfreiheit – weil wir uns frei machen von Bewertungen von außen, gesellschaftlichen Zwängen, schlechten und tierischen Inhaltsstoffen, Tierversuchen und einem negativen Impact für uns und die Welt.

Amelie war am Ende der Präsentation angekommen. Ihr Gesicht war gerötet, und leichte Schweißflecken zeichneten sich an ihrer hellblauen Bluse ab. Erwartungsvoll schaute sie zu Magnus und Nele.

»Ja, geil!«, rief Nele. »Ich liebe das. Das ist eine wirklich besondere Idee. Girls, ich kann euch gar nicht sagen, wie begeistert ich davon bin!«

Ich freute mich über diese Rückmeldung und konnte auch Amelies Glückseligkeit sehen. Sie strahlte wie ein Leuchtfeuer durch den Raum, und ich hatte sie nie schöner gefunden als jetzt gerade in diesem Moment.

Lediglich Magnus wirkte immer noch zögerlich. »Ich finde die Ideen gut, versteht mich da nicht falsch«, begann er, und das war meist kein sonderlich gutes Zeichen. Irgendwo konnte ich Magnus sogar verstehen. Bei einer Kampagne dieser Größe ging es um viel Geld. Und das sollte man nie leichtfertig ausgeben. Konzepte, die außerhalb der Norm lagen, hatten es immer schwerer als völlig belanglose Inhalte. Der Mensch war ein Gewohnheitstier, und der Mensch in der Arbeitswelt machte da keinen Unterschied. »Ich weiß nur nicht, ob wir damit nicht etwas zu weit weg vom eigentlichen Ziel sind.«

Ich suchte nach einem Argument, einem, das wir nicht schon abgefeuert hatten, doch Nele kam mir glücklicherweise zuvor.

»Ich kann dir sagen, dass wir damit auf dem ganz richtigen Weg sind«, sagte sie klar und freundlich.

»Und woher weißt du das?«

»Zum einen, weil ich als Leiterin der Marketingabteilung die Zahlen und Analysen in der Präsentation überzeugend wie realistisch finde. Zudem fühle ich mich als potenzielle Kundin von ihren Ideen angesprochen, und in der Hinsicht, da wirst du mir sicher recht geben, bin ich einfach näher dran an der reellen Zielgruppe als du. Ich bin auf fachlicher wie emotionaler Ebene überzeugt.«

Ich war verliebt. Nicht nur hatte sie alles auf den Punkt

gebracht. Nein, sie hatte es auch noch so freundlich und dennoch bestimmt getan, dass absolut kein Raum für Zweifel mehr war. Das sah auch Magnus so.

»Okay, dann machen wir das«, sagte er und warf einen Blick auf seine Uhr. »So, ich muss direkt weiter. Danke für eure Zeit. Alles Weitere mit Nele«, sagte er beim Rausgehen, winkte noch mal und war weg.

Ich sprang aus meinem Stuhl auf, rannte zu Amelie, und wir fielen uns in die Arme. Sie kreischte vor Freude, und ich ließ mich davon anstecken. War das professionell? Sicher nicht, aber was hatten wir gerade über Wertfreiheit referiert?

Auch Nele war aufgestanden und kam zu uns. »Herzlichen Glückwunsch, ihr zwei. Dieses Go habt ihr wirklich mehr als verdient, ich hätte mir kein besseres Konzept vorstellen können. Luca, ist es okay, wenn wir die weiteren Konditionen die kommenden Tage aushandeln?«

Ich nickte. Das war vollkommen okay für mich. Denn diese Zusage bedeutete, dass ich ein Projekt an Land gezogen hatte, mit dem ich ein ganzes Jahr beschäftigt sein würde. Mein Magen meldete sich auch zu Wort und knurrte so laut, dass es alle mitbekamen.

»Oh Mann, ich bin auch so ausgehungert«, sagte Amelie.

»Klar, nach all der Aufregung«, stimmte ich ihr zu. Zum Glück hatte sich niemand an den bereitgestellten Sachen bedient.

»Lunch?«, fragte ich und zeigte zum Tisch. Nele und Amelie nickten, und wie die Heuschrecken fielen wir über das Essen her. Das war das erste Mal seit langer Zeit, dass ich mit anderen Frauen zusammensaß und nicht die ganze

Zeit die Vergleiche zwischen ihnen und mir zog. Ich wollte immer für andere Frauen einstehen, sie unterstützen, hypen und toll finden – aber was ich im Umgang mit Amelie gemerkt hatte, war, dass es mir insgeheim schwerfiel, wenn sie einem Ideal entsprachen, aus dem ich herausfiel. Wie cool Amelie war, hatte ich dabei gar nicht gesehen. Grober Schnitzer. Immerhin erzählte sie gerade, »wie sehr Magnus bei meinem Bewerbungsgespräch geblinzelt hatte. So sehr, dass ich ihn irgendwann unterbrach und fragte, ob es ihm vielleicht nicht gut gehe. Er war total überrumpelt von meiner Frage und wollte wissen, wieso ich das dachte. Ja, und dann erklär mal der Person, von der du eine Jobzusage haben willst, dass du ihr cooles Gehabe für einen mittelschweren Schlaganfall gehalten hast.«

27

▷ Feeling Myself – Nicki Minaj, Beyoncé

—

Ich war nervös. Nicht nur normal-nervös, ich war nervöser als vor der Präsentation gestern. Dabei war ich inzwischen schon unzählige Male auf diesen Hof gerollt. Vielleicht lag es daran, dass heute mein letzter Tag war. Hatte ich vor einigen Wochen befürchtet, meine Sozialstunden würden nie enden, waren sie dann doch in Lichtgeschwindigkeit verflogen.

Ich stieß den Atem aus: Wo waren diese letzten Wochen hin?

Ich strich noch mal mein weißes Longsleeve glatt und steckte es ordentlich in den Bund meiner hochgeschnittenen Marlene-Jeans. Unter Umständen hatte ich mich kleidungstechnisch von Nele inspirieren lassen. Ich schloss mein Fahrrad ab, nahm die Packung Eis aus dem Korb und überprüfte auf dem Weg zum Eingang des Jugendklubs, wie es unseren Hochbeeten so ging. Das war wirklich mein Lieblingsprojekt geworden in den vergangenen Wochen, auch wenn ich all die anderen Dinge zu schätzen gelernt hatte, die Noël hier für die Kinder tat. Noël. Das Ende meiner Sozialstunden bedeutete auch, dass ich ihn nicht mehr regelmäßig sehen würde – vielleicht sogar gar nicht mehr. Machte das irgendwas mit mir? Ich wusste es nicht.

Es war überraschend still heute, dabei war ich eine Viertelstunde zu spät. Keine Kinder tobten im Hof herum, so wie sie es sonst für gewöhnlich schon taten, bevor der Jugendklub überhaupt öffnete. Immerhin stand die Eingangstür offen, ich war also nicht die Erste. Die Eispackung in meiner Hand begann, Kälteverbrennungen auf meiner Haut zu bilden. Bevor sowohl meine Hautbarriere als auch das Eis in Gänze geschmolzen waren, sollte ich es besser schnell in die Eistruhe legen. Ich hatte Wort gehalten, neues Eis zu kaufen, und dabei zur Maxipackung gegriffen. Quasi als Dankeschön.

Zügig betrat ich das Gebäude und wunderte mich mit jedem Schritt mehr: Es war wirklich viel zu still. Hatte ich mich vielleicht im Tag geirrt? Unmöglich, das hätte bedeutet, dass ich für vierundzwanzig Stunden in ein Wurmloch gefallen war. Ich durchquerte den Flur und ging in den Aufenthaltsraum, um das Eis zu verstauen.

»Überraschung!«, rief es plötzlich von überall, während hinter der Theke, dem Sofa und dem Ficus benjamini eine Meute Kinder hervorsprang. Wie erstarrt blieb ich in der Tür stehen und ließ die Eindrücke auf mich einprasseln. Alle trugen bunte Partyhütchen und pusteten in Papiertröten oder ließen Luftschlangen durch die Luft fliegen. Auch Noël erschien hinter der Theke. Sein Partyhut glitzerte in allen Farben und war etwas verrutscht. Der Gummi, den man sich zum Befestigen unters Kinn spannte, schnitt in seine

Wangen, und Noël grinste schief. Ich bemerkte ein Ziehen im Bauch. Bevor ich mich rühren konnte, kam Dalia zu mir und zog mich an der Hand zur Theke. Erst jetzt fielen mir die Girlanden auf, die sie überall aufgehängt hatten, und der Kuchen, der auf der Theke stand.

»Ist der für mich?«, fragte ich etwas lahm.

Alle nickten.

»Wir haben ihn gestern gebacken«, erklärte Noël. Am Tag zuvor hatte ich mir im Jugendklub freigenommen – dass ich nach der Präsentation mit Amelie keine Schicht mehr überleben würde, war mir klar gewesen. Jetzt stand ich zwischen den Kindern und starrte auf den runden Kuchen vor mir: Er war dick mit Zuckerguss bestrichen, und sie hatten mit bunter Lebensmittelfarbe *Tschüss, Luca* geschrieben. Ich bekam einen Kloß im Hals, und es fiel mir nicht leicht, diesen runterzuschlucken.

»Ihr seid ja«, ich zeigte auf den Kuchen, »so süß wie Zucker!«

Die Kinder lachten. Ich schaute zu Noël. Ich war so gerührt von dieser Überraschung, die wirklich nicht nötig gewesen wäre, dass ich einen Moment lang schwankte. Als sich unsere Blicke trafen, stellte ich fest, dass mein Groll auf ihn und sein Verhalten in der Kneipe neulich gänzlich verflogen war. Natürlich hielt ich es immer noch nicht für richtig, was er getan hatte. Aber das Problem war zu diffus, um mit dem Finger nur auf eine Person zu zeigen. Er lächelte mich an und stellte Teller und Becher auf die Theke.

»Also, falls es dir noch nicht aufgefallen ist, wir feiern hier heute eine Party«, sagte er. »Es gibt Kuchen, ich habe den Grill draußen schon aufgebaut, und ja, ich werde dich später zu einer Runde Seilhüpfen herausfordern.«

Da war es wieder: das Funkeln, das Knistern, das Ziehen und das Feuer.

Ich schaute ihn verunsichert an. »Das alles für mich?« Das war viel zu viel und löste in mir unangenehme Beklemmungen aus.

Noël stellte zwei Salatschüsseln mit grünem und mit Nudelsalat auf die Theke und schüttelte lächelnd den Kopf. »Nein, heute ist auch das Sommerfest des Jugendklubs. Die Eltern der Kinder werden kommen, aber auch Kinder und Familien aus der Nachbarschaft. Aber der Kuchen ist nur für dich.«

»Aber wieso sagst du denn nichts?«, fragte ich vorwurfsvoll. »Dann hätte ich doch geholfen bei den Vorbereitungen!«

Noëls Blick wurde ganz warm, was mir fast noch unangenehmer war als die Vorstellung, dieser ganze Aufwand wäre nur meinetwegen betrieben worden. »Du hast genug zu tun gehabt.« Er zwinkerte. »So, wer will Kuchen?«, rief er in die Runde, und mit einem Schlag wurde aus fünfzehn Kindern ein Haufen verhungerter Räuber. Ich stand lachend mitten im Trubel und hätte den Moment verpasst, nach einem Teller zu greifen: Dass ich gerade noch ein kleines Stück abbekam, war Noël zu verdanken, der zu bedenken gegeben hatte, dass es schade wäre, wenn ich nichts von meinem eigenen Kuchen probieren würde.

Mit unseren Tellern gingen wir nach draußen, um uns im Hof in die Sonne zu setzen. Was im Sommer aufgrund der Hitze nur ein paar Minuten auszuhalten gewesen war, war nun, da der Herbst immer spürbarer wurde, eine Wohltat. Die Sonne hatte das Gebäude und den Asphalt erwärmt, und die Luft war so angenehm, dass wir auf dem Boden sitzen konnten. Erst jetzt sah ich, dass auch in den Hochbeeten Windräder steckten (was für eine Verschwendung, hier wehte nie auch nur das laueste Lüftchen) und eine Wimpelkette im Baum hing. Noël sprang noch mal auf, huschte ins Innere und kam ein paar Minuten später mit zwei Tassen Kaffee wieder raus.

»Hier, mit extra viel Milch«, sagte er und grinste. Ich musste lachen, aber nur aus dem Grund, weil ich mich fragte, wann Männer eigentlich zu der Überzeugung gekommen waren, sie hätten Humor?

Ich probierte das erste Stück des Kuchens und schloss verzückt die Augen.

»Okay, Leute, wer hat den gebacken?«, fragte ich und schaute in die Runde.

»Na, wir alle«, sagte Dalia. Sie trug ein Kleid, das mit Pailletten bestickt war. Ob sie das extra für den heutigen Tag angezogen hatte?

»Ja, aber das Rezept ist von Noël«, sagte Gui mit vollem Mund. »Der backt ständig!«

»Wirklich?«, fragte ich überrascht. »Wieso gab es denn keinen Kuchen die letzten Wochen?«

»Den gab es immer, wenn du nicht da warst«, neckte Noël mich.

»Touché«, sagte ich.

Die ersten Kinder waren fertig mit dem Essen, standen

auf und räumten ihre Teller in die Küche. Sie verteilten sich über den ganzen Hof, spielten Ball oder standen in Grüppchen zusammen und hingen an ihren Handys. Es kam vermutlich nicht allzu häufig vor, dass Noël kein Programm geplant hatte. Selma und ihre Freundinnen hatten wie immer die Bank neben dem Eingang okkupiert. Ich beobachtete, wie Dalia gerade mit ihrem leeren Teller nach drinnen lief.

»Warte mal«, rief Selma, und sie blieb augenblicklich stehen.

»Wieso hast du so ein Kleid an heute?«, fragte Selma und ließ ihren Zeigefinger auf und ab wandern. Mein Magen zog sich zusammen.

Dalia dagegen, in ihrer unerschütterlichen Naivität, strahlte Selma an. »Weil wir heute ein Fest feiern, natürlich.«

Selma nickte langsam. »Sieht schön aus«, sagte sie dann, drehte sich wieder weg und zeigte ihren Freundinnen etwas auf dem Handy.

»Ich weiß«, freute sich Dalia und setzte ihren Weg fort. Ich traute meinen Augen kaum. Und für einen Moment kam mir ein Gedanke, den ich in den vergangenen Wochen nie gehabt hatte: Vielleicht war Dalia nicht naiv, sondern gesegnet mit unendlichem Urvertrauen.

Kurz darauf trudelten die ersten Eltern und Familien ein, beladen mit Muffins, Dips, Brot, Salaten und Grillgut. Noël begrüßte alle persönlich. Die Art, wie er ihnen vermittelte, dass sie sich wie zu Hause fühlen sollten, sorgte dafür, dass sie genau das taten. Ich beobachtete, dass sich Leute gemeinsam an den Tisch setzten, die sich davor offenbar nicht gekannt hatten, und ungezwungen eine Unterhaltung starteten. Ungezwungen, das war wohl der passende Ausdruck für diesen Nachmittag. Dalia hatte irgendwann die Idee, einzelne Spielstationen einzurichten, und so bemalten sie und Gui den Hof mit Kreide: Pfeile, die zu den verschiedenen Stationen führten, und komplexe Beschriftungen, die sich mir erst im Laufe des Nachmittags erschlossen. Zum Glück hatten sie auch ein »Himmel und Hölle« aufgemacht, über das jede Person einmal hüpfte. Sogar Selma. Der Moment berührte mich, denn für einen Moment konnte ich einen Blick hinter die coole Fassade des Mädchens werfen. Selma und Dalia hatten davor kaum mehr als zwei Worte miteinander gewechselt, und nun beobachtete ich, wie sie als Team miteinander funktionierten.

Ich freute mich, dass Dalia ihre Verbissenheit ablegen konnte, Selma unbedingt als Freundin zu gewinnen. Ich war mir sicher, je uninteressierter Dalia an Selma werden würde, desto größer würde Selmas Interesse werden. Irgendwie liefen diese Dinge immer so, dachte ich mit einem Seufzen.

Hatte Noël zu Beginn noch die meiste Zeit am Grill gestanden, war er, wie es so oft war, bald von den Vätern abgelöst worden, die sich dieser Aufgabe verpflichtet fühlten.

»Ein Glück, ich muss nicht mehr«, hatte Noël mir zugeraunt, nachdem er den Staffelstab weitergegeben hatte. Er hatte sich nicht noch mal umgedreht, als er auf den Sportplatz gegangen war, um mit den Kindern ein paar Bälle zu werfen.

Jetzt ließ ich lächelnd den Blick schweifen. Ohne dass es jemand mitbekommen hatte, war der Nachmittag in den

Abend übergegangen, und nach und nach hatten sich die Familien und Nachbarn verabschiedet. Ich sammelte die Bälle, Springseile und Hütchen ein, die dank Dalias und Guis Einsatz überall auf dem Hof verteilt lagen. Als ich mit den letzten Spielsachen zurück in den Aufenthaltsraum kam, verabschiedeten sich gerade die letzten Eltern bei Noël und verließen winkend den Klub. Der stand hinter der Theke und räumte das Geschirr in die Spülmaschine. Lediglich die großen Schüsseln und Aufbewahrungsbehälter fanden darin keinen Platz. Er ließ Wasser ins Spülbecken laufen und gab Spülmittel dazu.

»Moment, ich helfe dir«, sagte ich, legte die eingesammelten Sachen auf dem Sofa ab und kam zu Noël hinter die Theke.

»Ach, Quatsch, du hast doch eh schon längst Feierabend. Du kannst ruhig gehen«, antwortete Noël.

»Willst du mich etwa loswerden?«, fragte ich gespielt skeptisch.

Noël lachte. »Auf gar keinen Fall!«

»Na also, dann reich mir bitte das Geschirrhandtuch.«

Er verzichtete darauf, weiter zu diskutieren, griff stattdessen neben sich und warf mir das Tuch zu. Er wusch das dreckige Geschirr, ich trocknete es ab und verteilte es: die Teile, die ich kannte, räumte ich in die Schränke. Die, die mir unbekannt waren, stapelte ich auf der Theke.

»Das sind meine«, erklärte Noël.

»Wow, du hast ganz schön viele. Kochst du gerne?«, fragte ich.

»Ich backe gern«, antwortete Noël.

Leider fand ich das unerträglich süß.

»Wenn ich ein Gebäck wäre …«, setzte ich an.

»Zitronentarte mit Brombeeren«, fiel mir Noël ins Wort. »Und Kardamom im Teig.«

»Wow, okay, das war eine schnelle Antwort.« Ich musste lachen.

»Ich hab so meine Momente«, grinste Noël, wischte die Arbeitsfläche ab und spülte den Schwamm aus. »So, ich muss die Sachen in meine Wohnung bringen. Magst du mir helfen? Ist auch nicht weit.«

Ich schaute auf die Schüsseln und Töpfe, die man locker in einer Tasche transportieren konnte, ohne dass einem der Arm abfiel.

»Willst du mich in deine Wohnung locken?«, grinste ich. Aber insgeheim freute ich mich sehr, denn aus irgendeinem Grund wollte ich jetzt nicht nach Hause gehen.

»Na, aber sicher«, antwortete Noël nonchalant.

Wir packten Taschen mit den leeren Schüsseln und machten uns auf den Weg.

»Eventuell habe ich vorhin etwas geflunkert«, sagte Noël, nachdem wir eine Weile unterwegs waren, »wir müssen schon so zwanzig Minuten laufen.«

»Kein Problem für mich.« Ich blickte auf die Schüssel in meiner Hand, die mir Noël alibimäßig gereicht hatte, nachdem ich mich beschwert hatte, dass er nicht alles allein tragen könne.

Mit einem Mal blieb er abrupt stehen. »Mensch, Luca, wie ist denn eigentlich die Präsentation gelaufen? Sorry, das wollte ich dich schon die ganze Zeit fragen und hab's dann immer wieder vergessen.«

Ich erzählte ihm von den Ereignissen des vergangenen Tages. Noël reagierte an genau den richtigen Stellen so, wie ich mich in dieser Situation gefühlt hatte: mit Freude, Ärger oder Unverständnis. Außerdem stellte er mir Fragen, wollte alles ganz genau wissen. Erst als er die Tür zu seiner Wohnung aufschloss, glücklicherweise nur im ersten Stock, hatte ich ihm alles detailliert erzählt. Er hielt mir die Tür auf.

»Durch den Flur, rechts ins Wohnzimmer, und von dort ist hinten links die Küche«, sagte er, und ich machte mich auf die Suche nach dem entsprechenden Raum. Die Wohnung war eher minimalistisch eingerichtet, vieles war in Grautönen gehalten, wirkte jedoch nicht kühl, was ich erstaunt feststellte.

»Schön hast du es hier«, rief ich über meine Schulter, als ich die Schüssel in der Küche abstellte. Von hier gelangte man auf einen kleinen Balkon. Ich warf einen Blick durch die Scheibe und registrierte, dass man auf die Straße sah, zu der der Hauseingang lag.

»Danke«, antwortete Noël, der mit einem Mal hinter mir aufgetaucht war. Er stellte die Tasche neben mir auf der Arbeitsfläche ab. Doch anstatt sie auszuräumen, drehte er sich zu mir.

»Luca, ich muss mich bei dir entschuldigen.«

Darauf war ich nicht vorbereitet gewesen. Wieso wollte er sich denn entschuldigen? »Für was?«

»Für neulich in der Kneipe.«

Oh, das.

»Ich hab mir deine Worte noch mal durch den Kopf gehen lassen, das hat mich irgendwie nicht losgelassen.«

»Noël, alles in Ordnung. Ich bin nicht mehr wütend, ich hab auch etwas doll reagiert.«

»Nein, ich würde das gern mit dir besprechen. Außer natürlich, du willst nicht?« Er schaute mich fragend an, und ich bedeutete ihm, dass ich kein Problem damit hatte. Ich war nur überrascht. Er wollte sich nicht entschuldigen, sondern darüber sprechen?

»Ich hab gestern den Jungs beim Basketball davon erzählt. Jeder von uns hat so eine Situation schon mal gehabt, dass ein anderer Mann nicht von einer Frau ablassen wollte, und ist dann natürlich zur Hilfe geeilt. Niemandem von uns war klar, was da neben dem Offensichtlichen abläuft: Eben, wie du sagst, dass die Autonomie der Frau noch mal untergraben wird dadurch. Ich meine, allein dass ich gerade den Begriff ›zur Hilfe eilen‹ verwendet habe, zeigt ja, dass wir im Herzen alle Ritter sein wollen. Das ist im Kern vermutlich irgendwie löblich, aber du hast absolut recht, dass wir damit kein Stück weiterkommen. Es braucht keinen Mann, der für eine Frau spricht. Es braucht Männer, die anderen Männern vermitteln und vorleben, dass sie das Nein einer Frau respektieren. Danke, dass du mir das gezeigt hast.«

Ich konnte diesen Mann nicht fassen. Alles an ihm entsprach so gar nicht seiner Fassade. Na ja, vielleicht für andere schon, nur ich war anfänglich mit meiner Vorurteilskeule durchgefegt. »Ich hätte es ein wenig freundlicher machen können«, sagte ich nach einer Weile, doch Noël winkte ab. Ich wusste nicht, wie ich damit umgehen sollte, und um ein wenig Zeit zu schinden, begann ich, die Schüssel aus der Tasche zu räumen. »Danke«, sagte ich dann. »Danke, dass du mich da ernst genommen hast.«

Noël lächelte, und der ganze Raum wurde wohlig und warm. »Wie könnte ich nicht? Luca, du bist die beeindruckendste und inspirierendste Frau, die ich je getroffen habe.«

»Wie bitte?« Ich konnte keines dieser Worte glauben, er konnte das unmöglich ernst meinen.

Er kam näher und legte seine Hand um meine. Aus der Wärme wurde Feuer.

»Du bist erfrischend, süß, willst nicht jedem gefallen, du bist absolut überraschend. Zitrone, Sahne, Brombeeren, Kardamom. Du bist einzigartig, Luca, und ich bewundere dich unendlich.«

Ok, Stopp. Das konnte er nicht sagen. So was sagte man doch nicht! So was sagten Männer in Filmen, deren Drehbücher von Frauen geschrieben worden waren. Aber das hier war das echte Leben, das war Noël, der Typ, von dem ich am Anfang dachte, er sei der langweiligste der Welt! Und nun verglich er mich mit einem Kuchen, und nichts könnte sexyer sein als das. Und das war auch der Moment, in dem ich regungslos dabei zusah, wie Noël mir immer näher kam.

»Ich weiß, wir haben gesagt, wir lassen das. Aber soll ich dir was verraten? Ich will gar nichts lassen.« Er flüsterte, flüsterte so nah an meinen Lippen, dass ich die Vibration seiner Stimme spüren konnte. Das war auch der Moment, in dem ich mir sicher war, dass meine Knie versagten. Noël legte instinktiv seine Arme um mich. Seine Hand berührte meinen Rücken. Sie fühlte sich an wie ein Defibrillator, der meinen Körper mit einem Energiestoß versah. Ich schlang meine Arme um seinen Kopf und zog ihn an mich. Ich küsste ihn so flehentlich, als müsste ich jeden Tag wettmachen, den wir seit unserem letzten Kuss verloren hatten. Wer war noch mal auf diese unnötige Idee gekommen, *das hier* sein lassen zu wollen? *Das hier* fühlte sich viel zu gut an, war viel zu gut, als dass man es jemals missen wollte.

Er unterbrach den Kuss und grinste mich an. »Ich nehme an, dass du das genauso siehst?«

»Oh, halt den Rand«, sagte ich und schob ihn gegen die Arbeitsplatte. Ich ließ ihn nicht aus dem Blick, während ich sein Shirt aus dem Bund seiner Hose zog und mit dem Finger den schmalen Streifen zwischen Hosenbund und Shirt entlangfuhr. Er sog scharf die Luft an, und ich speicherte genau diese Stelle ab, zwischen Leiste und Bauchnabel. Noël hakte sich in der Schlaufe meines Jeansbundes ein und zog mich an sich.

»Jetzt du«, murmelte er. In einer fließenden Bewegung zog er mein Shirt aus dem Bund meiner Hose und mir über den Kopf. Völlig überrascht von dieser Effizienz, musste ich laut auflachen. Noël grinste zufrieden. Er vergrub seine Hand in meinen Haaren und kam ganz nah an mein Ohr.

»Du bist so schön«, flüsterte er, und ich spürte die Gänsehaut meinen Nacken heraufkrabbeln. Er gab mir einen flüchtigen Kuss, zog sich zurück, blieb jedoch so nah an meinem Gesicht, dass er mich und meine Reaktionen ganz genau beobachten konnte. Er strich meinen Hals entlang, über meine Schultern und Oberarme. Als er meine Brüste umfasste, entfuhr ihm ein leises Brummen. Nur ein dünnes Bralette trennte seine Haut von meiner. Seine Hände wanderten über meine Flanken und Hüften. Ich senkte meinen Blick, wollte verfolgen, was er vorhatte, doch Noël nahm mein Kinn zwischen Zeigefinger und Daumen und hob meinen Kopf, sodass ich ihm wieder direkt in die Augen blicken musste.

»Bleib bei mir«, flüsterte er. Seine Hände umfassten meine Hüften und streichelten meinen Bauch. Reflexartig zog ich ihn ein.

»Bitte mach das nicht«, sagte er behutsam. »Ich will, dass du dich mit mir wohlfühlst.«

Ich konnte wohl gar nichts vor ihm verbergen, nicht einmal meine Unsicherheit. Er küsste mich auf den Mund, er küsste mein Kinn, meinen Hals, und ich spürte, wie ich mich mit jedem einzelnen Kuss mehr entspannte. Er küsste meinen gesamten Oberkörper, an den Stellen, die mich kitzelten, neckte er mich extra.

»Hör auf«, flehte ich lachend, wodurch auch meine letzte Anspannung verflog. Er tauchte unter meinem Arm hindurch und wirbelte mich herum, sodass er auf einmal hinter mir stand. Mit der Hand strich er meine Haare aus dem Nacken und küsste mein Ohr. Mein absoluter Schwachpunkt. Ein Seufzen entfuhr mir, und Noël deutete das Zeichen richtig. Ich presste mich an ihn, meinen Po an seinen Schritt. Seine Erektion an meinem Hintern erregte mich noch mehr. Ich griff nach hinten, packte seinen Hintern und drückte ihn fester an mich. Seine Hände streichelten die Wölbung meiner Brüste und meinen Bauch. Es gefiel mir, ich genoss das kribbelnde Gefühl, das seine Finger auf meiner Haut hinterließen. Er umkreiste den Bund meiner Jeans.

»Darf ich?«, fragte er.

»Unbedingt«, raunte ich. Er öffnete den Knopf, meinen Reißverschluss und glitt mit einer Hand in meinen Slip. Die Hitze schoss durch meine Vulva, und von ganz allein begannen sich meine Hüften zu bewegen.

Doch da machte Noël einen Schritt zurück, und ich drehte mich enttäuscht zu ihm um.

»Klamotten weg«, sagte er, zog sich sein Shirt über den Kopf und öffnete seine Hose. Dabei ließ er mich keine Sekunde aus den Augen. Ich zog meine Hose und meinen Slip aus und streifte mein Bralette ab. Wir standen voreinander, vollkommen nackt. Mit Blicken erforschten wir uns, betrachteten den anderen voller Neugier und Erregung.

»Du bist so schön«, hauchte ich. Noël war makellos, seine Haut glänzte, sein definierter Brustkorb hob und senkte sich bei jedem Atemzug, seine Hüften waren breit und seine Beine so kräftig, dass ich allein bei diesem Anblick kurz davor war zu kommen. Das Schönste an ihm war aber die ehrliche Freude über meine Worte.

»So wie du«, antwortete Noël.

Ich biss mir auf die Unterlippe und lächelte ihn an. Sein Blick verdunkelte sich. Er kam zu mir, drückte sich an mich, packte meinen Hintern fest. Ich stöhnte augenblicklich auf.

»Gott, Luca, du machst mich so heiß. Ich will dich die ganze Nacht stöhnen hören. Zeig mir, was dir gefällt.«

Er sank vor mir auf die Knie, legte mein Bein über seine Schulter und küsste die Innenseite meines Oberschenkels.

Ich vergrub meine Hand in seinem Haar und lenkte ihn an die Stellen, die mich besonders erregten. Und mit jedem Mal, das er mich mit seinen Lippen oder seiner Zunge berührte und erkundete, wusste ich, dass ich seinem Wunsch voll entsprechen würde.

28

▷ Oops (Oh My) – Tweet, Missy Elliott

—

Als ich das erste Mal die Augen öffnete, war es noch dunkel. Ich tastete neben mich, fand Noël, nahm seine Hand und schlief wieder ein. Zum zweiten Mal wurde ich wach, als Noël sich zur mir robbte, mich mit dem Arm noch ein Stück näher zog und wohlig brummte. Beim dritten Mal weckte mich der Duft frischen Kaffees. Ich öffnete blinzelnd die Augen und versuchte, trotz meines verschleierten Blicks festzustellen, woher dieser betörende Geruch kam. Noël stand nackt in den Türrahmen gelehnt, zwei dampfende Tassen in der Hand.

»Bitte sag nicht, dass du da schon länger stehst und mich beobachtest«, sagte ich.

»Hab ich aber.«

Ich streckte und rekelte mich, um die Müdigkeit aus meinem Körper zu vertreiben. Der Körper, der in der vergangenen Nacht an jeder Stelle geküsst worden war. Ich blickte wieder zu Noël, der unverändert in der Tür stand, nun aber mit einer deutlichen Erektion.

»Wirklich?«, fragte ich ungläubig. Er stieß sich vom Türrahmen ab, stellte die Tassen auf den Nachttisch und beugte sich über mich.

»Luca, ich glaub, du hast keine Vorstellung davon, *wie* attraktiv ich dich finde.«

Ich verstand nach wie vor nicht, was dieser Mann so unwiderstehlich an mir fand. Aber ich war mehr als bereit, es herauszufinden.

Ich vermutete, dass es mittlerweile Mittag war. Die Tassen standen immer noch unangetastet auf dem Nachttisch. Ich beugte mich über den schlafenden Noël, um mir eine davon zu nehmen. Selbst kalter Kaffee wäre jetzt eine Hilfe. Die Müdigkeit war einer körperlichen Erschöpfung gewichen, die wohl zum besten Muskelkater meines Lebens führen würde.

»Oh, hi«, hörte ich in neckischem Ton. Ich schaute nach unten und sah, dass sich meine Brüste direkt über Noëls Gesicht befanden.

Ich lachte. »Bitte nicht, ich kann nicht mehr.« Ich griff die Tasse und zog mich wieder auf meine Bettseite zurück.

»Dann sollten Sie mich nicht so reizen, junges Fräulein«, antwortete er und setzte sich auf.

»Du weißt, dass ich allein für das ›junge Fräulein‹ noch mal Sozialstunden riskieren würde.«

»Solange du sie bei mir einlöst«, zwinkerte er. Dann fiel sein Blick auf die Tasse. »Bis dahin kann ich es aber nicht zulassen, dass du in meinem Haus kalten und abgestandenen Kaffee trinkst. Ich mach uns schnell neuen. Hast du auch Lust auf Frühstück?«

Ich nickte, Noël sprang auf und ging aus dem Schlafzimmer, kam zurück, gab mir einen flüchtigen Kuss und verschwand endgültig in der Küche. Das war vermutlich der beste One-Night-Stand, den ich je hatte.

Dieses Mal war ich wach, als Noël einige Zeit später mit einem gigantischen Tablett zurück ins Schlafzimmer kam. Er stellte es am Fußende ab und reichte mir als Erstes eine neue Tasse. Dankbar griff ich danach. Der Kaffee war köstlich. Ich zog die Beine an und die Decke bis unter meine Schultern. Noël krabbelte neben mich, stopfte sich sein Kissen in den Rücken und machte es sich auf der Decke gemütlich. Er war immer noch nackt, und nichts daran schien ihn zu stören. Ich hatte noch nie jemanden getroffen, der so entspannt im Umgang mit seinem eigenen Körper war, dass er ihn gar nicht wahrzunehmen schien. Noël zog das Tablett zwischen uns und reichte mir eines der beiden Gläser mit Orangensaft.

»Bitte bedien dich«, er zeigte auf das Tablett, »ich hoffe, du magst irgendwas davon.«

Machte er Witze? Alles auf diesem Tablett sah besser aus, als es der Inhalt meines Kühlschranks jemals könnte. Es gab Brötchen und sogar Croissants, Hummus, der mit gegrilltem Gemüse und gekochtem Ei dekoriert war, und Joghurt mit geschnittenem Obst. Ich nahm ein Croissant.

»Hab ich selbst gebacken«, sagte Noël, und ich war ehrlich beeindruckt. »Sag mal«, sprach er weiter, »wie genau sieht jetzt eigentlich die Umsetzung der Kampagne bei euch aus?«

»Willst du das wirklich wissen?«

»Natürlich!« Er sagte es, als sei das die selbstverständlichste Sache der Welt.

»Also, zuerst müssen wir den ganzen Content produzieren. Wir drehen einen Imagefilm, erstellen Bilder und arbeiten mit Designerinnen an Templates. Mit dem Start der Imagekampagne wird auch eine neue Produktlinie gelauncht, und dafür wollen wir noch mal einen eigenen Look. Die ganze Koordination wird hauptsächlich Amelie übernehmen. Ich werde das Storyboard für den Film weiter ausarbeiten und den Redaktionsplan für Social Media aufsetzen.«

»Das klingt, als hättest du noch eine ganze Weile etwas zu tun«, überlegte Noël, und ich nickte.

»Die Zusammenarbeit ist erst mal auf ein Jahr angesetzt.«

»Wow, das ist ja der Hammer!«

Als Selbstständiger konnte er die Sicherheit, die mit einem so langfristigen Projekt kam, bestens nachvollziehen. Charles hatte recht, bei diesem Thema hatten Noël und ich wirklich einige Gemeinsamkeiten. Sein Handy vibrierte, und er nahm es vom Nachttisch.

»Ach, Mist«, sagte er.

»Was ist los?«, wollte ich wissen.

»Ich bin mit Steffie und den anderen heute im Erlebnisbad verabredet. Und ich hab's total vergessen. Jetzt sind die schon da und haben gerade ein Foto geschickt mit der Frage, wo ich bleibe.«

»Wer sind denn Steffie und die anderen?«, fragte ich.

Noël hielt mir sein Handy hin. Es zeigte dieselbe Freundesgruppe, die kürzlich die Alpen überquert hatte. Statt Sportkleidung trugen sie nun Bademode. In der Mitte des Fotos war eine blonde Frau zu sehen, die offensichtlich das Selfie aufgenommen hatte. Sie saß im Schneidersitz und – ich kam nicht umhin, das als Erstes zu bemerken – hatte nicht eine Falte am Bauch. Keine einzige. Nirgends. Sie trug ein strahlendes Lächeln, das aber nicht zur Folge hatte, dass sich auch ihr restliches Gesicht verzerrte. Mein Gesicht wirkte auf Fotos, auf denen ich breit lächelte, dagegen wie ein Word-Dokument, bei dem man eigentlich nur ein kleines Bild einfügen wollte: Alles verschob sich, nichts war mehr an seinem ursprünglichen Ort, und meine Backen mussten eine eigene Postleitzahl anmelden.

Auch der Rest der Gruppe sah aus wie eben mal vom Cover der Sports Illustrated gehüpft.

»Magst du nicht einfach mitkommen?«, hörte ich Noël fragen.

»Nee«, sagte ich. Scharf und mit jeglicher Vehemenz, die mir innewohnte.«

»Du kannst auch nachkommen, wenn du erst noch etwas anderes vorhast«, schlug er vor.

Ich schüttelte den Kopf. »Nee, lass mal.«

Noël rutschte ein Stück von mir weg und schaute mich verwirrt an. »Willst du keine Zeit mit mir verbringen?«, fragte er.

Wieso hörte er nicht einfach auf zu reden?

»Ich will ganz sicher nicht als Wal neben deinen Barbie-Freunden liegen«, platzte es aus mir heraus. Ich schämte mich sofort dafür. Doch zurücknehmen konnte ich es auch nicht. Die Erkenntnis, beim Thema »Selbstliebe« doch eher noch am Anfang zu stehen, hieß nicht, dass man sofort in der Lage war, alle alten Muster abzulegen.

»So ein Blödsinn«, rief Noël aus.

»Überhaupt nicht. Außerdem kannst du das doch nicht verstehen, so wie du aussiehst.«

»Was soll das denn jetzt heißen?«

»Dass du keine Ahnung hast, wie es sich anfühlt, so auszusehen wie ich und sich dann Blicken von so Leuten wie dir auszusetzen.«

»Luca, das ist total oberflächliche Scheiße, die du da erzählst.« Er klang wirklich sauer. Doch es half nichts, ich hatte mich schon zu tief in diesen Gefühlstunnel gegraben, als dass ich da einfach wieder hätte rauskommen können.

»Genau, der Typ, der ständig ins Fitnessstudio rennt und früher als Personal Trainer gearbeitet hat, will mir etwas über Oberflächlichkeit erzählen. Geh doch einfach zu deinen Model-Freunden, und ergötzt euch an euren Muskeln und eurer straffen Haut, und lass mich einfach in Ruhe.«

Noël war aus dem Bett aufgestanden, zog sich ein Shirt und ein paar Shorts aus einer Kommode und zog sich an. »Alles klar«, sagte er schließlich, »ich denke, du gehst jetzt besser.«

Er klang tonlos, kalt und so distanziert, wie ich ihn noch nie erlebt hatte.

»Nichts lieber als das. Ist doch die Mühe nicht wert, sich wegen eines One-Night-Stands so aufzuführen.«

Ich stand ebenfalls auf, hielt mich allerdings in die Decke gehüllt. Ich ging in die Küche und suchte die Kleider, die ich einige Stunden zuvor dort hatte fallen lassen.

»Das war das also für dich, ein One-Night-Stand?«

Ich fand meine Jeans, stieg umständlich hinein, weil ich mit einer Hand die Decke hielt. Natürlich hatte Noël mich ungefähr zwölf Stunden lang nackt gesehen. Aber jetzt wollte ich das nicht mehr. Ich zog mein Shirt an und stopfte meine Unterwäsche in die Hosentasche. Dann stand ich vor ihm. »Natürlich«, funkelte ich ihn böse an, »für dich etwa nicht?«

Ich wartete seine Antwort gar nicht ab, sondern schob mich an ihm vorbei und hörte eine Minute später hinter mir die Tür ins Schloss fallen.

29

▷ so wie du – Alli Neumann

—

Es war keine vierundzwanzig Stunden her, dass ich aus Noëls Wohnung gestürmt war. Doch in dieser Zeitspanne hatte sich nichts geändert: Ich fühlte mich immer noch so elendig wie gestern, als ich auf dem Weg nach Hause krampfhaft versucht hatte, die Tränen zurückzuhalten. Auch jetzt bildete sich ein Kloß in meinem Hals, wenn ich mir die Bilder dieser Nacht und des folgenden Morgens vor Augen führte. Ich verstand es nicht. Ich war zweimal laufen gegangen seitdem. Ich hatte mich in die Arbeit gestürzt und mich mit Serien und einem Online-Schaufensterbummel (wenn man unzählige Stücke in den Warenkorb legte, aber ohne die Intention, wirklich etwas davon zu kaufen) abgelenkt. Aber nichts hatte geholfen. Ich war nie nachtragend, vor allem nicht bei unverbindlichen Dingen. Nicht einmal, als ich dem Kerl in der Bar eine reingehauen hatte, hatte mich das länger beschäftigt. Was war nur los?

Das Einzige, das nun helfen konnte, war Ablenkung, und ich war unendlich dankbar, dass auch Charles heute Zeit und Lust hatte, an den See zu fahren. Ihre Stimmung schien allerdings auch eher gedämpft, wir waren wie zwei Gewitterwölkchen in strahlendem Sonnenschein. Schweigend rollten wir mit unseren Rädern durch die Stadt, Charles in einem grellgrünen Sommerkleid und Sandalen, ich mit weit geschnittenen Jeans, Birkenstocks und meinem geliebten *Vote-for-Pedro*-Shirt. Der heutige Tag bedeutete auch den Abschied von der geliebten Sommerkleidung. Wir hatten es nicht eilig, es war schließlich Sonntag. Laut Wettervorhersage war das heute der vermutlich letzte wirklich warme Tag des Sommers, bevor der Herbst dann endgültig einzog. Dass die Sonne so langsam ihre Kraft verlor, merkte man dennoch.

Obwohl es Sonntag war, fanden wir eine Ecke des Sees, an der wir nahezu allein waren. Wir lehnten unsere Räder gegen einen Baum, legten unsere Taschen ab, entkleideten uns und gingen direkt ins Wasser. Der See war nach diesem langen Sommer fast schon zu warm. Doch egal, bei welcher Temperatur – es gab wohl kein besseres Gefühl, als ins Wasser zu springen. Wie um mich Lügen zu strafen, stiegen in meinem Inneren Bilder von der Nacht mit Noël auf, die mir ganz klar bewiesen, dass es doch Besseres gab. Fuck.

»Ich geh raus«, ließ ich Charles wissen. Mir war die Lust aufs Schwimmen vergangen. Und die komische Stimmung, in der sie und ich waren, half auch nicht. Viel mehr schienen wir uns gegenseitig damit anzustecken und runterzuziehen. In dem Fall wollte ich lieber festen Boden unter den Füßen haben. Zurück am Ufer, zog ich zuerst ein Handtuch aus meiner Tasche, um mich darin einzuwickeln, und dann die große Decke. Ich suchte eine Stelle, die Sonne und Schatten hatte, da Charles eine empfindlich helle Haut hatte und ich lieber in der Sonne lag. Ich fand sie, baute unser kleines Lager auf und legte mich hin. Ich schloss die Augen, vielleicht konnte ich ein wenig dösen. Doch sobald ich meine Lider geschlossen hatte, fluteten Erinnerungen mein Gehirn. Ich öffnete die Augen wieder. Etwas lesen stattdessen?

Rastlos schlug ich mein Buch auf, es war die Geschichte einer jungen Frau, die ihre schwierige Jugend aufarbeitete. Bei dem Wort »Jugend« musste ich zwangsläufig an den Jugendklub und damit wieder an Noël denken. Lesen half nicht. Ich schaute aufs Wasser und sah Charles gleichmäßig ihre Bahnen ziehen. Von unserer Normalität, wie neulich beim Frühstück, war heute wieder nichts zu spüren. Es fühlte sich viel angespannter an, und auch wenn wir heute den Tag gemeinsam verbrachten, hatte ich nicht das Gefühl, dass sie wirklich da war. Ich schnaubte. Toll, wenn ich nicht an Noël dachte, dann wälzte ich Gedanken zu meiner besten Freundin. Ich beschloss, einfach dazuliegen, mit offenen Augen, und nichts zu tun und an nichts zu denken. Nach einer Weile kam Charles ebenfalls aus dem Wasser und trocknete sich gewissenhaft ab, bevor sie sich neben mich auf die Decke legte. Ich wusste nicht, was ich sagen sollte, ohne über Noël zu sprechen, also schwieg ich. Charles schien es ähnlich zu gehen, und so herrschte Stille zwischen uns, bis der Schatten auch auf meine Hälfte gewandert war.

»Können wir ein bisschen rutschen mit der Decke? Mir wird sonst kalt«, bat ich Charles.

»Klar«, antwortete sie. Wir standen auf und bewegten unsere Habseligkeiten Richtung Sonne.

Mit einem Mal blieb Charles stehen und schaute mich an. »Und warum bist du heute so angepisst?«

»Oh, Charles«, heulte ich augenblicklich auf. Die Anspielung auf unser erstes Kennenlernen damals in der Markthalle hatte ich sofort verstanden. Doch bevor ich von Noël erzählen konnte und wollte, drängte sich mir eine andere Frage auf. Eine, die um einiges wichtiger war.

»Was ist denn nur los mit uns?« Ich setzte mich im Schneidersitz auf, und Charles ließ sich mir gegenüber zu Boden sinken. »Irgendwas ist doch in Schieflage geraten seit einigen Wochen, oder? Oder ist das immer noch der Streit mit Max, der dir nachhängt?«

»Das war kein Streit, Luca. Wir haben eine Krise.«

Ich fiel aus allen Wolken. »Was? Aber ihr seid doch ...«

»Sag jetzt nicht *das perfekte Paar*«, zischte Charles, und ich zuckte zusammen.

»Okay, mache ich nicht. Aber was genau ... ist denn euer Problem?«

Charles zupfte ein paar Grashalme von der Wiese, und ich hatte den Eindruck, sie vermied es absichtlich, mich anzuschauen. »Wir sind seit siebzehn Jahren zusammen. Das ist über die Hälfte unseres Lebens. Es war klar, dass es irgendwann so weit kommen musste.«

Leider war mir das gar nicht klar, und ich hatte auch nicht den Hauch einer Ahnung, worum es sich bei *es* handeln könnte.

»Hat er eine andere?« Ich ärgerte mich ein wenig, dass mir als Erstes nur dieses dumme Klischee eingefallen war.

Charles schüttelte den Kopf.

»Hast du ...«, fragte ich zögernd, doch Charles verneinte erneut.

»Liebt ihr euch denn noch?«

»Natürlich«, sie klang traurig. »Das macht es ja so schwer. Die Sache ist die, dass ich es nicht genau benennen kann. Es gibt nicht das eine Problem, an dem man dann arbeiten könnte. Es ist eher so ein diffuses Gefühl, dass ich unglücklich bin, das sich über lange Zeit klammheimlich eingeschlichen hat.«

»Und fühlt Max das auch?«

»Nicht so sehr wie ich. Aber auch ihm wird immer bewusster, dass wir füreinander so selbstverständlich geworden sind. Und nun müssen wir herausfinden, ob das okay für uns ist.«

»Und wie macht ihr das?«, fragte ich.

Charles zögerte. »Tja, das ist die Frage. So wenig, wie es das eine Problem gibt, gibt es die eine Lösung. Wir müssen etwas ändern, aber wissen nicht, was, und haben natürlich Angst, dass wir uns dadurch kaputtmachen.«

Ich verkniff mir meinen Kommentar, dass ich wirklich nichts auf der Welt kannte, das ein so festes Fundament hatte wie ihre Beziehung.

»Wir überlegen, unsere Beziehung zu öffnen«, sagte Charles nach einer Weile.

Ich stockte. Charles und Max hatten nie die Andeutungen gemacht, dass für sie andere Beziehungskonzepte infrage kommen könnten.

»Für neue Impulse?«, fragte ich daher.

Charles reagierte mit einer unbestimmten Kopfbewegung. »Wohl eher, um herauszufinden, ob das irgendwas mit uns macht. Vielleicht ist unser Problem ja, dass wir Angst haben, irgendwas zu verpassen.«

»Und was hält Max von der Idee?«

»Der weiß nicht, dass ich darüber nachdenke.«

Sie hatte inzwischen jeden Grashalm in greifbarer Nähe aus dem Boden gerupft. Also waren es doch keine gemeinsamen Überlegungen, sondern nur ihre. Ich rutschte neben sie und stupste meine Schulter gegen ihre.

»Charles, wieso hast du denn nichts gesagt? Machst du das alles mit dir allein aus?«

»Ich wollte nicht verurteilt werden. Nicht von Max und auch nicht von dir.«

»Von mir? Aber Charlotta, du kennst mich besser. Du weißt, dass ich dich niemals für so etwas verurteilen würde.«

Endlich schaute sie auf, und ich sah, dass sie dicke Tränen in den Augen hatte.

»Auf gewisse Art machst du das schon, Luca.«

Ich blinzelte überrascht. »Was?« Ihre Aussage traf mich hart. Nicht, weil es eine Anschuldigung war, sondern weil ich Angst hatte, dass sie der Wahrheit entsprach.

»In deinen Augen habe ich kein Recht darauf, ernsthafte Probleme zu haben. Für dich führe ich das perfekte Leben mit dem perfekten Job, der perfekten Wohnung und dem perfekten Partner. Bei jedem Versuch, mit dir darüber zu sprechen, hast du es als eine Kleinigkeit abgetan. Als etwas, das nicht ernst zu nehmen ist, aus dem einfachen Grund, dass Max und ich *das perfekte Paar* seien.« Bei dieser Phrase verzerrte sich ihre Stimme, und ich schwor mir, sie nie wieder so zu nennen. »Aber das sind wir nicht, und das ist auch mein Leben nicht. Nur weil ich nicht so einen aufregenden Alltag wie du habe, heißt das nicht, dass ich nicht das Recht habe, unglücklich zu sein.«

»Charles, von welchen Situationen sprichst du denn?« Ich konnte ihre Aussagen wirklich nicht zuordnen und kramte in meinem Gedächtnis. »Meinst du, als ich dich in deiner Küche gefunden habe?«

Charles nickte.

»Bist du deshalb so schnell gegangen, als wir vor dem Kiosk saßen?«

Wieder nickte Charles. »Ich hatte mich kurz davor mit Max gestritten. Und dann kamst du und hast mich gefragt, was los ist. Und ich wollte dir davon erzählen, von all dem, aber mir haben die richtigen Worte gefehlt. Und während ich noch danach suchte, hast du mir schon so eine dämliche Standardantwort hingeknallt. Das war kein Freundschaftsdienst, Luca, das war nur noch mehr Aufregung für mich.«

»Oh nein«, flüsterte ich, »Charles, ich hab einfach geredet, weil ich dachte, es fällt dir schwer, darüber zu reden, und ich dachte, wenn erst mal ein Flow da ist, dann fällt es dir auch leichter.«

»Es hat leider den gegenteiligen Effekt gehabt, ich hab die Mauer einfach noch höher gezogen.«

»Und was war bei unserem Frühstück neulich? Da hat sich alles wieder so normal angefühlt. Zumindest für mich.«

Charles seufzte. »Für mich auch, na ja, kurz. Irgendwie habe ich irgendwann aber auch einfach resigniert. Ich hatte mit dir über all das reden wollen, da hast du mir nicht zugehört und es abgetan. Und dann wolltest du plötzlich für mich da sein, doch da wollte ich nicht mehr. Meine Beziehung bröckelt gerade massiv, und ich kann mich nicht bei meiner besten Freundin ausheulen. Das war mir alles zu viel, und ich wollte einfach nur einen Umgang mit allem finden.«

Und mit einem Mal fiel es mir wie Schuppen von den Augen. Sie hatte recht, Charles hatte absolut recht. Ich hatte sie vollkommen reduziert auf diese Beziehung und ihre Stabilität und hatte ihr auch noch geraten, einfach zu heiraten. Aus dem simplen Grund, weil das der nächste logische Schritt war. Und aus dem traurigen Grund, dass ich mich nicht mit solchen, in meinen Augen, Kleinigkeiten beschäftigen wollte, während ich die wirklich wichtigen Probleme hatte. Ich fühlte mich schrecklich.

»Charles, das tut mir so leid.« Meine Stimme brach. »Ich habe überhaupt nicht mitbekommen, wie unfair ich mich dir gegenüber aufgeführt habe. Ich dachte die ganze Zeit, dass du dich wegen des Streits mit Max zurückziehst oder dass du mich damit nicht nerven willst. Oder einfach noch nicht bereit bist, darüber zu sprechen. Ich habe mich wirklich für eine gute Freundin gehalten in den letzten Wochen und nicht einmal ansatzweise mitgeschnitten, dass ich alles war, aber sicher nicht das.«

»Danke«, sagte Charles und stupste nun mich mit der Schulter an. »Und mir tut es leid, dass ich nicht gleich ehrlich gewesen bin.«

»Danke«, sagte ich und legte meinen Kopf auf Charles' Schulter ab.

»Das ist bei dir aber noch nicht alles«, sagte Charles nach einer Weile. Nun, da wir wieder wir waren, merkte sie, dass ich nicht einfach schwieg, weil es nichts zu sagen gab, sondern dass ich vermied, über eine ganz bestimmte Sache zu sprechen.

»Alles gut«, lautete mein schwacher Versuch. »Ich will nicht wieder denselben Fehler machen und zu viel Raum einnehmen.«

»Machst du nicht«, antwortete Charles. »Ich habe dich gefragt.«

Ich nahm einen von Charles' ausgerupften Grashalmen in die Hand und ließ ihn zwischen meinen Fingern tanzen. Die Dinger hatten eine wirklich beruhigende Wirkung. Ich erzählte ihr von dem Nachmittag, als Noël krank gewesen war und ich allein die Betreuung im Jugendklub hatte übernehmen müssen.

Davon, wie ich gemerkt hatte, dass ich nicht mehr wütend auf ihn war, und wie positiv überrascht ich davon gewesen war, dass er mit mir darüber hatte sprechen wollen. Ich erzählte ihr, wie wir zu ihm gegangen waren und ich bis zum nächsten Mittag dortgeblieben war. Und natürlich erzählte ich ihr auch von meinem Abgang und dass ich seitdem nicht aufhören konnte, darüber nachzudenken.

»Hast du dich bei ihm gemeldet?«, fragte Charles.

Ich schüttelte den Kopf.

»Und er sich bei dir?«

Wieder verneinte ich.

»Dann ist er wohl ziemlich sauer«, mutmaßte Charles.

»Oder es ist ihm total egal.«

Der Blick, den sie mir zuwarf, verpasste mir quasi eine Ohrfeige. »Ich bitte dich, Luca.«

»Mir ist schon bewusst, dass ich das torpediert habe«, sagte ich stattdessen.

»Die Frage ist nur, wieso«, antwortete Charles.

Ich kannte das Wieso. Ich wollte es nur nicht aussprechen, denn dann musste ich es mir eingestehen.

»Komm schon Luca, spuck's aus«, sagte Charles.

»Weil ich eine oberflächliche Kuh bin?«

»So, und jetzt noch mal richtig«, sie hatte ihren pädagogischen Tonfall angeschlagen.

»Weil ich mich getriggert fühle durch all die Dinge, die andere haben und ich nicht, beispielsweise ein geregeltes Leben oder einen schlanken Körper. Ich dachte immer, ich bin cool damit, anders zu sein. Aber in Wahrheit kämpfe ich ständig gegen meine eigenen Dämonen und versichere mir, dass mein Leben und ich völlig in Ordnung sind, so wie sie sind, dadurch, dass ich das der anderen runtermache. Ich arbeite daran, aber das ist nicht so leicht. Wie geht dieser eine krass-dumme Selbsthilfespruch?«

»Schuld sind immer die anderen?«

Ich lachte laut auf. »Das würde mir auf jeden Fall einiges erleichtern. Aber leider bin schon ich für mein Chaos verantwortlich. Nein, ich meinte: *Gelebt wird das Leben vorwärts, verstanden rückwärts.*«

»Scheußlich«, sagte Charles und verzog das Gesicht.

»Ich weiß. Aber auch ziemlich wahr. Ich habe in dem Moment, als ich so giftig zu Noël wurde, schon gemerkt, dass ich mich gerade nicht cool verhalte und dass ich eigentlich auch gar nicht so sein will. Aufhören konnte ich aber dennoch nicht.«

»Vermutlich braucht das auch einfach Übung«, überlegte Charles.

»Das klingt ja nach noch mehr Arbeit«, stöhnte ich.

»Eigentlich wollte ich aber auf etwas anderes hinaus«, sagte Charles dann.

»Ach ja? Auf was denn?«

Gespannt schaute ich Charles an, und ein Lächeln zeichnete sich auf ihrem Gesicht ab.

»Darauf, dass du ehrlich traurig bist wegen Noël. Und weißt du, was das bedeutet?«

Ich schüttelte den Kopf – entweder, weil ich es wirklich nicht wusste, oder weil ich gar nicht hören wollte, was Charles nun sagen würde.

»Das, meine liebe Luca, bedeutet, dass du Noël magst. Und zwar so richtig.«

Ich rümpfte die Nase. »Ich denke, du täuschst dich«, sagte ich betont gleichgültig, und Charles boxte mich lachend in den Oberarm.

»Als ob«, sagte sie.

»Meinst du wirklich?«, fragte ich dann, und sie nickte eifrig. »Aber dabei ist er doch …«

»Jaaaaa, wir wissen alle, er ist nicht dein Typ«, fiel sie mir ins Wort. »Ist er halt doch, sieh es endlich ein.«

Die pädagogische Maßnahme, die Charles da anwendete, fiel wohl unter liebevolle Strenge. Ich hatte keine Ahnung, ob es funktionierte, aber ich war mir ziemlich sicher, dass sie zumindest ein bisschen recht hatte.

Ich war froh, dass zumindest wir unsere Leichtigkeit wiedergefunden hatten.

Den restlichen Nachmittag schliefen wir, gingen schwimmen, ich gewann beim Federball und Charles beim Kniffeln, worauf Charles einen Spruch zum Thema »Glück im Spiel« rausrutschte, gefolgt von einem kurzen Weinkrampf. Ich bekam einen immer deutlicheren Eindruck davon, wie schwer Charles ihre Beziehungsprobleme mitnahmen, und mehr noch das Gefühl, dass diese sich nicht einfach lösen ließen. Sobald die Sonne hinter den Bäumen verschwunden war, frischte es merkbar auf, und Charles und ich entschieden, nach Hause zu fahren. Wir verabschiedeten uns an einer Kreuzung, und Charles versprach mir, sich später nochmals zu melden. Max und sie hatten ein gemeinsames Abendessen geplant, bei dem sie ihm von ihren Überlegungen zum Öffnen der Beziehung erzählen wollte. Sie hatten sich geschworen, offen über alles zu sprechen, und auf dieses Versprechen baute Charles heute Abend. Ich radelte weiter Richtung Neukölln und dachte über diesen Nachmittag nach. Ich war wirklich nur um mich gekreist in den vergangenen Wochen. Seit meiner Verurteilung, wenn ich ehrlich war. Vielleicht war mir in dem Moment irgendeine Sicherung durchgebrannt, und die Konsequenzen daraus hatten sich nur sehr subtil nach und nach gezeigt. Oder es war schlichtweg Überforderung gewesen. Denn dieser Hammerschlag der Richterin schien auch der Startschuss für so einige Veränderungen in meinem Leben gewesen zu sein. Trotzdem, die Erkenntnis, dass ich ausgerechnet meine beste Freundin so sehr aus dem Blick verloren hatte, schmerzte mich ungemein. Und ich schämte mich. Ich konnte mir nicht versprechen, dass das nie wieder passieren würde. Aber ich konnte alles dafür tun, künftig darauf zu achten. Vielleicht war das diese Beständigkeit, von der Charles einmal gesprochen hatte. Wann war das gewesen? Ach ja, bei der Frage, wie man erkannte, ob jemand romantisch interessiert war – oder eben menschlich. Hatte ich mich bei Noël durch Beständigkeit ausgezeichnet? Ich befürchtete, dass mir die Antwort auf die Frage nicht sehr gut gefallen würde. Ich hatte mal eine Packung Eis ersetzt. Noël dagegen? Der war beständig. Und verlässlich. Hatte sich gemerkt, was ich ihm erzählt hatte, hatte interessierte Nachfragen gestellt. Das konnte man wohl guten Gewissens als kommunikative Beständigkeit verbuchen. Ich fuhr in den Hof meiner Wohnung, stieg vom Fahrrad und lehnte es gegen den Ständer. Zögernd streifte ich den Rucksack ab und griff in das kleine Fach an der Vorderseite. Ich tastete nach meinem Schlüssel, spürte das kalte, metallene Material und zog ihn heraus.

Ein Schlüssel. Aber nicht der für mein Fahrrad.

30

▷ Für die Sterne – Dota Kehr

—

Erneut stand ich vor einer Haustür, deren Klingelanlage astrein funktionierte, ohne dass ich eingelassen wurde. Sogar Licht brannte in den Fenstern der entsprechenden Wohnung, aber niemand betätigte den Türöffner. Klasse. Dabei hatte ich doch noch den Schlüssel vom Jugendklub und musste ihn Noël unbedingt zurückgeben. Als ich ihn in meinem Rucksack gefunden hatte, war mir das vorgekommen wie ein Zeichen. Ein so deutliches, dass sogar ich es begriffen hatte. Ich hatte mich direkt wieder aufs Rad gesetzt und war das kurze Stück zu ihm gefahren. Ja, und jetzt stand ich hier. Wie ein Idiot. Ich drückte noch mal auf die Klingel, konnte das Schrillen bis vor die Haustür hören. Ich wartete drei Sekunden, doch nichts passierte. Also drückte ich erneut, und irgendwann nahm ich den Finger gar nicht mehr vom Klingelknopf. Ich hatte das längere Durchhaltevermögen, dessen war ich mir sicher.

»Hey, was soll das?«, hörte ich es plötzlich von oben brüllen.

Ich machte einen Schritt zurück und sah Noël auf seinem

Balkon stehen. Er trug einen Bademantel, und seine Haare waren klatschnass.

»Klingelst du hier etwa Sturm?«, er klang wütend.

»Na, wenn du mir nicht aufmachst«, pampte ich zurück.

Er deutete hinter sich in die Wohnung. »Ich war unter der Dusche!«

»Konnte ich ja nicht wissen.« Das lief hier irgendwie nicht so wie geplant. »Wieso hast du nicht einfach die Gegensprechanlage benutzt?«

»Ist kaputt«, lautete die knappe Antwort.

»Oh.« Das hatte ich wirklich nicht wissen können. Ich schlug einen versöhnlichen Ton an. »Lässt du mich rein?«

»Nein.«

»Was?«, rief ich perplex. »Wieso nicht?«

»Lass mich überlegen. Weil du mich beleidigt hast, aus meiner Wohnung gestürmt bist, weil du dich dann nicht gemeldet, mich dafür jetzt aber aus der Dusche geklingelt hast und dir dann nichts Besseres eingefallen ist, als mich anzupampen. Wieso genau sollte ich dich reinlassen?«

Wenn er es so formulierte, klang es wirklich beschissen.

Ich zog den Schlüssel des Jugendklubs aus der Hosentasche. »Deshalb«, sagte ich lächelnd und klimperte mit dem Schlüssel.

Er deutete mit dem Finger in meine Richtung. »Kannst du in den Briefkasten schmeißen.«

Er wollte es mir nicht leicht machen.

»Mann, Noël, ich versuche, mich hier zu entschuldigen.«

Er lachte spitz auf. »Davon habe ich noch nicht viel mitbekommen.«

»Lässt mich ja nicht rein«, konterte ich. Wenn er jetzt »Touché« sagte, hätte ich ihn am Haken.

Noël stellte ein Fuß zwischen den Gitterstäben seiner Balkonbrüstung ab, sein Bademantel öffnete sich und gab den Blick auf sein ganzes Bein preis. Das war nicht fair. Wieso galten nackte Beine eigentlich nur bei Frauen als aufreizend? Ich konnte nicht die Einzige sein, der auch dieser Einblick das Blut in die Geschlechtsorgane schießen ließ. Noël stützte die Ellbogen auf dem Geländer ab, und ich hätte schwören können, dass die ganze Pose reines Kalkül war.

Ergeben hielt ich die Hände hoch. »Okay, was kann ich tun, damit du mir die Tür öffnest?«

Noël beugte sich noch ein Stück weiter über das Balkongeländer und sah viel zu zufrieden aus. So zufrieden, dass das hier gerade offensichtlich nach Plan für ihn lief. Er nickte mit dem Kopf in meine Richtung.

»Jetzt sag schon.«

Wieso machte ich dieses blöde Spiel hier eigentlich mit? Ich könnte ihm einfach sagen, dass es mir leidtat, dass ich so schlecht über ihn und seine Freunde geurteilt hatte, ihm den Schlüssel in den Briefkasten werfen und gehen. Mein Gewissen wäre erleichtert. Aber ich tat es nicht, weil Charles vollkommen recht hatte. Ich mochte ihn, so richtig, und hatte ihn schon nach 36 Stunden ohne Kontakt vermisst. Die Vorstellung, dass Noël aus meinem Leben so plötzlich wieder verschwand, wie er aufgetaucht war, und ich hätte nicht alles versucht, daran etwas zu ändern, ertrug ich einfach nicht.

Er nickte wieder in meine Richtung und zeigte auch noch mit dem Finger auf mich. Ich drehte mich um, doch da war niemand außer vorübergehenden Passanten. Ich schaute wieder zu Noël, der mit seinem Finger nach unten deutete. Ich schaute an mir herunter und wusste, was er von mir wollte.

»Nein«, sagte ich laut.

»Okay.« Er zuckte mit den Schultern und verließ den Balkon. Dieser … argh, wie beschimpfte man jemanden, der einen zur Weißglut trieb, in den man dummerweise aber auch sehr verliebt war?

»Warte«, rief ich. »Komm wieder raus!«

Noël trat zurück auf den Balkon.

»Darf ich das oben machen?«, fragte ich und faltete bittend die Hände.

»Nö.«

Mieses kleines Aas. So nannte man so jemanden.

Ich zog mein Handy aus der Tasche und öffnete Spotify.

»Ich hasse dich«, sagte ich tonlos in Noëls Richtung, als die ersten Takte von Jamiroquais *Canned Heat* erklangen.

»Tust du nicht«, rief Noël grinsend vom Balkon.

Ich steckte meine Hände in die Hosentaschen und stellte mich hüftbreit hin. Ich begann, im Takt der Musik mit dem Kopf zu wippen und die Beine nach außen zu tippen. Mit dem ersten Ton, den Jamiroquai sang, sprang ich auf, landete in einer breitbeinigen Pose und warf den Kopf in den Nacken. Ich tanzte die Choreografie aus *Napoleon Dynamite* originalgetreu nach und versuchte dabei, meine Umgebung völlig auszublenden. Das hier war das Peinlichste, was ich jemals gemacht hatte. War es das, worüber Leute sprachen, was man alles aus Liebe tat? Ich war immer davon ausgegangen, damit wäre etwas gemeint, wie in eine andere Stadt zu ziehen. Aber die Abschlussszene eines Indie-Kultfilms aus den Zweitausenderjahren nachzutanzen? Sicher nicht. Eigentlich. Die wohl längsten zwei Minuten und dreißig Sekunden meines Lebens endeten, und wie im Film wollte ich von der Bühne rennen. Wobei das in diesem Fall einfach Noëls Sichtfeld wäre. Doch in dem Moment, als ich mich umdrehte, sah ich, dass diese Performance nicht nur Noël mitbekommen hatte. Eine Traube an Menschen hatte sich hinter mir versammelt, die nun klatschten und johlten. Mein sowieso schon knallroter Kopf wurde noch röter, ich sah vermutlich aus, als hätte ich seit vierzig Jahren chronischen Bluthochdruck.

Ich drehte mich zu Noël auf dem Balkon um.

»Jetzt sofort«, rief ich, und er nickte lachend.

Fünf Sekunden später hörte ich den Türöffner summen.

»Kann ich mir schnell die Hände waschen?«

»Ja doch, das ist die große Entschuldigungsgeste, wie ich sie mir vorgestellt hatte«, sagte Noël und hielt mir die Tür auf. Ich schob mich an ihm vorbei ins Bad, penibel darauf achtend, ihn nicht zu berühren. Mein Tanzeinsatz hatte mich ganz schön ins Schwitzen gebracht, von der Stunde Radfahren davor mal ganz zu schweigen. Man konnte sagen, es gab bessere optische Voraussetzungen für eine Situation wie diese. Wie dramatisch die Lage war, wurde mir erst bewusst, als ich in den Spiegel über dem Waschbecken schaute. War ich auf der Straße noch davon ausgegangen, wie eine Person mit chronischem Bluthochdruck auszusehen, wusste ich jetzt, dass ich wirklich ganz kurz vor einem Herzinfarkt stand. Meine Gesichtsfarbe war Dunkelrot, fast schon Lila. Meine Nasenflügel waren geweitet, und der Schweiß stand mir nicht auf der Stirn oder Oberlippe – nein, er benetzte mein ganzes Gesicht. Ich war einfach nass. Nasse Stellen auf dem Shirt hatte ich auch unter den Armen, unter meinen Brüsten, an Bauch und Rücken. So konnte ich doch nicht zu Kreuze kriechen. Wobei, vielleicht würde Noël meine Entschuldigung dann einfach aus Mitleid annehmen? Ich liebäugelte gerade mit der Idee, einfach schnell unter die Dusche zu springen, als Noël im Türrahmen auftauchte und sich dagegen lehnte.

»Machst du das eigentlich mit Absicht?«, fragte ich.

»Was meinst du?«

»Na, dieses laszive Lehnen gegen die Tür. Ständig lehnst du dich gegen etwas, verschränkst die Arme vor der Brust und schaust dann so.« Ich wedelte mit der Hand auf und ab. »Ja, wir haben es verstanden. Du bist sehr lässig, cool und hast einen äußerst definierten Bizeps.«

Noël schaute mich mit hochgezogenen Augenbrauen an. »Du bist also hierhergekommen, um mich noch weiter zu beleidigen?«, fragte er erstaunt.

Ich ließ mich auf den Rand der Badewanne sinken.

»Natürlich nicht«, antwortete ich. Mit einem Mal waren mir die Farbe meines Gesichts, die Größe meiner Schweißflecke oder die Unvorteilhaftigkeit meiner Sitzposition total egal. »Ich ... also, ich wollte sagen, dass ... Oh Mann, wieso ist das denn so schwer?«, fragte ich eher rhetorisch und knetete meine Hände.

»Weil es wichtig ist«, sagte Noël und setzte sich neben mich. Sein Bademantel, von dem ich inzwischen sicher war, dass er ihn als strategische Waffe einsetzte, verrutschte wieder. »Nun ja, hoffe ich zumindest.«

Ich löste den Blick von seiner nackten Brust und schaute ihn überrascht an. »Du hoffst, dass du mir wichtig bist?«

»Luca, ich gewähre dir hier keine Abkürzung. Ich will schon ganz genau hören, was du zu sagen hast.«

Oh Mann. Hatte ich ausgerechnet den einen Mann erwischt, der immer alles ausdiskutieren musste?

»So kann ich das nicht«, sagte ich, stand auf und stellte mich vor ihn. Wenn ich schon referieren musste, dann richtig. Ich atmete tief durch und heftete meinen Blick auf Noëls.

»Es tut mir leid«, fing ich an. Klassisch, aber hilfreich, um sich erst mal warmzulaufen. »Was ich über dich und deine Freunde gesagt habe, war gemein und wirklich unterirdisch. Ich will nicht sagen, dass ich das nicht sagen wollte, denn ich habe es gesagt und kann es nicht zurücknehmen. Aber ich will, dass du weißt, dass ich schon in diesem Moment wusste, dass ich gerade etwas Schönes mit Karacho gegen die Wand schleudere. Die Wahrheit ist, ich hatte schlichtweg Angst. Ich hatte so eine Angst davor, dich zu mögen, dass ich die Reißleine ziehen wollte, bevor dieses Gefühl für dich stärker werden würde. Ich wollte immer die selbstbewusste und sichere Luca sein. Tja, Bullshit. Ich bin voller Zweifel, ich fühle mich immer noch, als würde ich einfach nicht reinpassen. Also mache ich alles, was der Norm entspricht, runter, um mich besser zu fühlen. Oder mir einfach ein Existenzrecht zu geben. Na ja, so tief will ich da jetzt gar nicht einsteigen. Welche Knalltüte sich hinter dieser makellosen Fassade verbirgt, muss ich dir ja nicht von Anfang an verraten.« Ich verstummte einen Moment.

»Eine Sache, die ich jetzt schon weiß, ist, wie schwer von Begriff du manchmal sein kannst.«

Wow, danke für die Blumen.

»Luca, wie oft soll ich denn noch sagen, dass mich alles an dir interessiert. A-L-L-E-S.«

Ich grinste schief. »Vielleicht noch so ein-, zweimal?«

Noël seufzte theatralisch.

Ich setzte wieder an. »Ich kann dir nicht versprechen, dass ich nicht wieder so einen Aussetzer haben werde. Ich lerne Akzeptanz gerade erst, und irgendwie ist das schwieriger als gedacht. Ich habe aber schon akzeptieren können, dass du eben doch voll mein Typ bist. Du bist intelligent, lustig, selbstlos, interessiert, großzügig und einfach so scheißnett, dass man es manchmal kaum aushält. Du bist der erste Mann, der es mir wert ist, meine eigenen Mauern einzureißen und zu lernen, mich wirklich selbst zu lieben, damit du es auch tun kannst.«

Noëls Augen wurden groß.

»Ach, Scheiße, also ich gehe natürlich nicht davon aus, dass du mich liebst. Aber na ja, vielleicht irgendwann. Oder aber ... oje, das geht gerade richtig schief.«

Ich sah Noëls Mundwinkel zucken, während er mir weiter eisern in die Augen schaute.

»Es tut mir wirklich unendlich leid«, sagte ich. »Deswegen bin ich hier, nicht wegen des Schlüssels. Ich wollte mich bei dir entschuldigen, und ich wollte dich fragen, ob du mal mit mir einen Kaffee trinken gehen willst. Ich weiß, wir hatten gesagt, wir machen das nicht, und ich weiß auch, dass du erst seit Kurzem wieder Single bist und das eigentlich nicht willst. Aber ich mag dich, ich will dich weiter kennenlernen, denn auch mich interessiert alles an dir. Ich will dich nicht mehr nicht sehen, nur weil ich nicht mehr im Jugendklub bin. Dafür aber noch mal Sozialstunden zu kassieren, war mir zu heiß, deshalb dachte ich, ich frag dich einfach nach einem Date.«

Ich stemmte die Hände in die Hüften und lächelte unsicher. Ich hatte erwartet, mich besser zu fühlen, irgendwie heroisch. Stattdessen wollte ich mich am liebsten verkriechen.

»So«, sagte Noël mit einem breiten Grinsen, »du magst mich also?«

Er stand vom Rand der Badewanne auf und löste den Knoten vom Band seines Bademantels.

»Was machst du da?«, fragte ich, leicht panisch.

»Meine liebe Luca, du bist ziemlich verschwitzt. Du musst also aus diesen Klamotten raus, sonst erkältest du dich noch. Und zudem würde eine Dusche wohl helfen.«

Aber wieso zog er sich dann aus? Er streifte den Bademantel ab, der zu Boden fiel, und stellte sich ganz nah vor mich hin. Hatte er mir gerade gesagt, ich würde stinken? Bevor ich mich beschweren konnte, knöpfte Noël meine Jeans auf.

»Das Shirt«, raunte er in mein Ohr, »ziehen wir zuletzt aus. Das steht dir einfach viel zu gut.«

Seine Hände glitten unter den Bund meiner Jeans, wanderten zu meinem Po und pressten mich ganz eng an ihn. Seine Lippen fanden den Weg von meinem Ohr zu meinen Lippen.

»Luca«, sagte Noël, ganz dicht an meinem Mund, »danke, dass du hergekommen bist. Danke für deine Entschuldigung und für deine Ehrlichkeit. Das bedeutet mir viel, und du tust es auch. Ich weiß, dass ich damals gesagt habe, dass ich kein Interesse an einer Beziehung habe. Habe ich immer noch nicht, also an irgendeiner. Aber ich habe Interesse an dir und Gefühle für dich, die es wert sind, das olle Geschwätz von früher unter den Tisch fallen zu lassen. Das musste ich einmal sagen, und zwar, bevor …«

»Bevor was?«, fragte ich atemlos.

»Bevor das hier passiert«, raunte er, nahm mein Gesicht in die Hände und küsste mich. Es war ein Kuss, der mir sofort das Gehirn ausknipste. Der aus zwei Menschen eine verschmolzene Einheit machte. Der machte, dass Lichtjahre in Sekunden vergingen. Und der selbst ungelenke Momente gelingen ließ, wie das Ausziehen von klammen Jeans.

»Ach ja, eines noch.« Noël löste sich von mir. »Ich will keinen Kaffee. Ich bestehe auf einem Abendessen, mindestens. So leicht bin ich nämlich nicht zu haben.«

Ich lachte laut auf. »Alles, was du willst«, strahlte ich ihn an und zog ihn wieder an mich. Das Überraschende war, dass ich es wirklich so meinte.

EPILOG

»Okay, erklär mir das noch mal. Sie veranstalten einen Grillabend?«

Noël nickte, als sei es das Normalste der Welt, Ende Oktober zum Grillen einzuladen.

»Aber es ist saukalt draußen!«

»Mach dir darüber keine Sorgen«, sagte er, drückte mir ein Tablett mit selbst gemachter Focaccia in die Hand und einen flüchtigen Kuss auf den Mund. Oder das, was ein flüchtiger Kuss sein sollte. Denn es blieb selten nur bei einem Kuss. Auch jetzt unterbrach Noël, was er eigentlich vorhatte, nahm mir das Tablett wieder aus der Hand, stellte es neben mich auf den Esstisch und hob mich ebenfalls auf den Tisch.

Ich war inzwischen zu der Überzeugung gekommen, dass meine Lust auf Sex mit Noël wohl niemals schwinden würde. Im Gegenteil, ich hatte das Gefühl, dass sie wuchs, je öfter wir miteinander schliefen. Denn Körperlichkeit und Intimität machten noch mehr Spaß mit Vertrauen. Das hatte ich in den vergangenen Wochen gelernt.

»Noël, wir sind schon viel zu spät dran«, versuchte ich,

die Stimme der Vernunft zu sein, als er sich an den Knöpfen meiner Bluse zu schaffen machte.

Er ließ den Kopf auf mein Brustbein sinken. »Ja. Ja, du hast recht. Contenance!« Er zog sich zurück und zeigte mit dem Zeigefinger auf mich, als sei ich das Problem. Ich lachte, strich meine Haare zurecht und zog mich an.

Wir brauchten eine halbe Stunde nach Friedrichshain, wo Steffie und Katharina wohnten. Heute würde ich Noëls Freundeskreis kennenlernen, und wenn ich ehrlich war, machte mich das richtig nervös. Ich hatte Charles heute Morgen zu mir gebeten, nachdem ich einmal meinen gesamten Kleiderschrank angehabt hatte und einem Heulkrampf nah war. Sie war mit Sekt vorbeigekommen, um die Nerven zu beruhigen, natürlich. Und weil sie von der ersten Sitzung mit Max gekommen war. Die beiden hatten sich entschieden, nicht allein auf die Suche nach Antworten zu gehen, sondern stattdessen die Hilfe eines Paartherapeuten in Anspruch zu nehmen. Im Laufe der vergangenen Wochen hatten sie herausgefunden, dass sie sich verschiedenste Beziehungskonzepte und Lösungsansätze vorstellen konnten. Sie hatten natürlich Angst, sich genau dadurch zu verlieren, hatte Charles erzählt. Doch die Gewissheit, dass es definitiv so kommen würde, wenn sie nichts veränderten, war größer. Also suchten sie Lösungen und bauten sich damit Stück für Stück ihre Zukunft zusammen.

»Hey, kommt hoch«, kam es durch die Gegensprechanlage, und die Tür wurde geöffnet. Durch einen kurzen Flur kamen wir zu einem Lift.

»Oberste Etage«, sagte Noël, und ich drückte den Knopf mit der sieben.

Steffie, die ich von den beiden Fotos wiedererkannte – obwohl sie heute gar nicht funktional, sondern sehr modisch gekleidet war –, öffnete uns die Tür in einem ockergelben Jumpsuit. Sie ließ Noël links liegen und riss mich sofort in ihre Arme.

»Ahhhhhhhhh, ich freue mich so, dass wir uns endlich kennenlernen! Noël hat dich lang genug versteckt gehalten. Ich bin Steffie, und jetzt stell ich dir die anderen vor«, sagte sie, griff meine Hand und schleifte mich einfach hinter sich quer durch die große Penthouse-Wohnung, bis wir im Wohnzimmer ankamen. Es war so groß, dass tatsächlich eine Wohnlandschaft darin Platz hatte, ohne völlig überdimensioniert zu wirken. Sechs Leute hatten es sich darauf bequem gemacht.

»Okay, Leute, aufgepasst. Wir haben ja kaum wochenlang darauf gewartet, und ja Noël, die Spitze richtet sich allein gegen dich. Darf ich euch Luca vorstellen, diese bezaubernde, coole und umwerfende Frau, die ein gewisser Jemand versucht hat, uns vorzuenthalten?«

Ich wurde knallrot. Nicht, weil mir die Aufmerksamkeit unangenehm war oder ich mich eingeschüchtert fühlte. Sondern weil ich mich in diesem Augenblick daran zurückerinnerte, wie schlecht ich über Noëls Freunde gesprochen und gedacht hatte. Und da waren sie und freuten sich wie kleine Kinder im Freizeitpark einfach darüber, mich kennenzulernen.

Noël kam hinter uns ins Wohnzimmer und lachte. »Weil

ich mir schon so was gedacht hatte, habe ich nicht nur eine Focaccia für euch gemacht. Sondern auch Kardamomschnecken, und ja, das ist absolut als Bestechung zu werten.«

Er hielt die beiden Backformen in die Höhe, bevor er sie auf der großen Tafel abstellte, die wohl der Esstisch war.

»Angenommen«, sagte eine Frau, die ihre kupferfarbenen Haare zu einem Dutt gebunden hatte. Sie trug einen kurzen, gerade geschnittenen Pony, knallroten Lippenstift und den gleichen Suit wie Steffie, nur in dunklem Blau.

»Ja«, lachte sie, als sie meinen Blick bemerkt hatte, »das ist so ein Spleen von uns: Wir stehen einfach total auf *Couple Look*. Aber natürlich viel cooler, als andere das machen.« Sie hüstelte und fuhr dann grinsend fort: »Ich bin Katharina, aber bitte sag Kat, so nennen mich alle.«

Auch Kat, die Lebensgefährtin von Steffie, eroberte mein Herz im Sturm. Sie war lustig, machte Witze über sich selbst und hatte das herzlichste Lachen, das ich je gehört hatte.

»Danke für die Einladung, Kat. Zu mir sagen alle einfach Luca«, versuchte ich einen Witz, den ich selbst so schlecht fand, dass ich schnell weitersprach: »Ich freu mich, euch alle mal kennenzulernen. Und ich muss sagen, ihr habt eine beeindruckend schöne Wohnung. Aber wie genau habt ihr euch das mit dem Grillen vorgestellt?«

»Oh, ganz easy«, antwortete Kat, »wir machen es uns hier gemütlich, und Noël wird draußen stehen und grillen.«

Alle lachten laut auf. Noël machte eine Verbeugung und setzte sich ans andere Ende des Sofas.

»Luca, worauf wir natürlich alle seit Wochen gebannt

warten, ist deine Sicht der Dinge«, sagte ein Mann mit dunklen Haaren und strahlend weißen Zähnen, der neben Noël saß. Dieser Freundeskreis war wirklich überdurchschnittlich attraktiv.

»Zu was?«, fragte ich verwirrt.

»Sascha, lass doch gut sein«, schaltete sich Noël ein.

»Zu eurem Streit und eurer Versöhnung. Noël hat sich ziemlich bedeckt gehalten, was den Streit anging, und nur erzählt, wie du dich bei ihm entschuldigt hast.«

Ich schaute zu Noël, und mir wurde ganz warm ums Herz. Er hatte ihnen nicht gesagt, wie ekelhaft ich gewesen war und was ich über sie gesagt hatte. Ich hatte das Gefühl, dass es immer wieder Momente wie diesen gab, in denen meine Verliebtheit noch mal eine Schippe zulegte.

»Ja, wir lieben das Video von deiner Performance«, rief Steffie, die mit einer Flasche Crémant und zwei frischen Gläsern aus der Küche kam.

»Welches ... Video?«, fragte ich zögernd, und Noëls Lächeln rutschte eine Etage tiefer. »Noël? Von welchem Video spricht er da?«

Steffie entkorkte die Flasche und schenkte ein. Das erste Glas reichte sie mir, während sie erklärte: »Jemand hat deinen Tanz mitgefilmt und online gestellt. Man sieht dich nur von hinten, deshalb bist du für andere wohl nicht zu erkennen. Aber wir alle lieben *Napoleon Dynamite*. Wir haben den Film früher immer zusammen geschaut. Als Noël uns damals nach eurem Date erzählt hatte, dass du den Abschlusstanz auswendig kannst, waren wir ja schon alle in dich verliebt.«

Noël wurde auf seiner Seite des Sofas immer kleiner und schien sich hinter Sascha zu verstecken.

»Und als du ihn dann auch noch getanzt hast, als Geste der Entschuldigung! Ich sag mal so, Luca, du hast für alle Zeit die Latte verdammt hoch gehängt.«

Ich funkelte Noël an, der mir definitiv ein paar Antworten schuldig war. Aber die Fragen dazu würde ich ihm später stellen. Nackt diskutierte es sich schließlich leichter, hatte ich gehört.

Ich hob mein Glas und schaute in die Runde. »Na dann: gern geschehen«, sagte ich und stieß mit der Runde an.

Irgendwie war ich auch in die verliebt.

Danksagung

Absurderweise ist das Schreiben eines Buches eine ziemlich einsame Tätigkeit und wäre dennoch nie alleine möglich.

Gerade dieses Buch lebt von Unterhaltungen, die ich mit Frauen geführt habe, Freundinnen oder Fremden. Ohne euch und eure Offenheit, über diese Themen mit all dem Frust und auch dem Schmerz zu reden, wäre dieser Roman nie entstanden. Denn wir alle leben in vergleichbaren Wahrheiten, und keine davon ist entspannt. Und dennoch beobachte ich einen Aufbruch, bei mir selbst, in meinem Umfeld, in belauschten Unterhaltungen auf der Straße oder in Posts bei Instagram; eine neue Liebe zu sich selbst und zum eigenen Bauch (ja, auch im Sitzen). Deshalb danke ich jeder einzelnen Frau, die ich in meinem Leben wissen darf, und allen Frauen einfach dafür, dass es sie gibt. Ich meine: Wie großartig sind wir eigentlich? Eben.

Ich bedanke mich bei meiner Lektorin Annalena Ehrlicher, die mich diese Geschichte erzählen lässt. Bei meinen Freundinnen, meiner Familie. Danke an Lisa, gegen die ich das Wettrennen um die schnellere Abgabe zwar verloren, dafür aber einen wunderschönen Sommer in Schweden gewonnen habe.

Dieses Buch soll Spaß machen beim Lesen. Es ist eine romantische Geschichte, und ich hoffe, dass ihr besonders die Stellen lustig findet, über die auch ich lachen musste. Es steckt aber gleichzeitig viel Wahres darin, und die Vorstellung, dass sich durch dieses Buch Gespräche zwischen euch ergeben, die vielleicht ein Anstoß sind, den eigenen Körper etwas mehr zu lieben – Leute, da bekomm ich Pipi in den Augen.

Danke, dass ihr dieses Buch gekauft habt!

Grüße von meinem Schreibtisch mit meinen offenen, weil engen Jeans,

Nina

Astrologische Hilfestellung auf dem Weg zur Liebe: eine romantische Komödie für alle Zweiflerinnen!

Eigentlich glaubt Anja nicht an die Macht der Sterne. Als ihr Tageshoroskop ihr voraussagt, dass sie eine wichtige Beförderung nicht bekommt, ihr Freund sie betrügt und ihr Freundeskreis sie vergessen hat, lacht sie zunächst darüber. Als sich dann jedoch alles bewahrheitet, beschließt sie kurzerhand, ein Experiment zu starten: Innerhalb von sechs Wochen will sie den Mann ihres Lebens finden – und sich dabei ausschließlich auf Tarotkarten und ihr Horoskop verlassen. Doch ausgerechnet bei dem Mann, der ihr Herz höherschlagen lässt, könnte das Verdikt der Sterne nicht deutlicher sein: Als Wassermann ist er absolut tabu für sie. Sticht ihr Herz die Sterne?

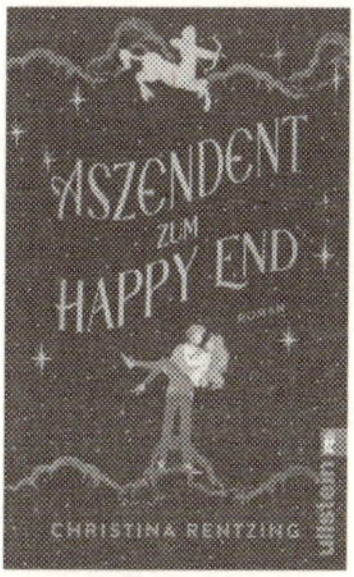

Christina Rentzing
Aszendent zum Happy End
Roman

Taschenbuch
Auch als E-Book erhältlich
www.ullstein.de

ullstein